On trouve aussi aux mêmes adresses

LE

TRAITÉ D'HYGIÈNE DES YEUX

ET DE LA SANTÉ EN GÉNÉRAL.

Prix réduit : 4 fr. 50 c.

AVANT-PROPOS.

Essentiellement observateur et vieux praticien, ayant constamment exercé, et ayant été ainsi à portée de remarquer les usages et les besoins des diverses classes de la société, je suis demeuré convaincu qu'une infinité de maux devenus incurables n'avaient pour causes que les mauvaises habitudes contractées bien souvent dès le plus jeune âge, et provenaient en outre du défaut d'un exercice suffisant, du mode vicieux de se vêtir, et enfin de la négligence absolue des règles de l'hygiène.

L'opinion, a-t-on dit, est la reine des mortels, et la mode est fille du caprice et de l'opinion. Or, l'influence puissante et tyrannique que la mode exerce sur la plupart des hommes, car bien peu ont le courage de s'en affranchir, crée chez eux des habitudes plus ou moins dangereuses qui tôt ou tard les rendent malheureux, et qui, après les avoir tourmentés une partie de leur vie, finissent par les conduire au tombeau.

C'est toujours en les éblouissant et en leur cachant les maux nombreux qu'elle traîne après elle que la mode les plie à son joug de fer.

Mais, si l'homme est soumis à son empire, elle règne bien plus impérieusement sur la femme. C'est sur elle qu'elle s'appesantit plus despotiquement. Elle en fait son esclave, et la fait obéir en aveugle à ses caprices et à toutes ses bizarreries. Aussi le danger de la mode est bien plus grand pour elle, dont la constitution faible et délicate, et le système nerveux très-impressionnable, l'assujettissent à bien plus de ménagements, de soins et de précautions, qu'il ne l'est pour l'homme, dont la constitution forte et le genre d'occupations en plein air amoindrissent singulièrement l'influence pernicieuse qu'elle pourrait exercer sur lui. Aussi c'est toujours sous les parures les plus élégantes que la femme trouve le germe des plus cruelles mala-

LA MODE

SOUS LE POINT DE VUE HYGIÉNIQUE

MÉDICAL ET HISTORIQUE

OU

CONSEILS AUX DAMES ET A LA JEUNESSE

PAR J.-A. GOULLIN

Docteur en médecine, Chevalier de la Légion-d'Honneur,
Membre de plusieurs Sociétés savantes, ancien Médecin militaire,
Médecin oculiste des jeunes filles détenues,
et de plusieurs Sociétés de Bienfaisance de la capitale,

INVENTEUR DE LA MÉTHODE RÉSOLUTIVE POUR LA GUÉRISON
SANS OPÉRATION
Des Maladies des Yeux, même de celles réputées incurables,
Auteur du TRAITÉ D'HYGIÈNE DES YEUX, etc.

> La Mode est un tyran des mortels respecté,
> Digne enfant du Caprice et de la Nouveauté.
>
> BURNIS.

PRIX : 3 FR. 50 C

PARIS
CHEZ L'AUTEUR, RUE SAINT-HONORÉ, 355.
A. RENÉ ET Ce, RUE DE SEINE, 32.
1846

LA MODE.

dies : à raison de la futilité de son caractère, qui, pour briller un instant, la porte bien souvent, pour un agrément fugitif, à s'exposer à de perpétuelles souffrances qui empoisonnent son existence.

C'est pour mettre en garde l'un et l'autre sexes contre des préjugés si funestes que je publie le résumé de mes observations. Annoncer un recueil, c'est convenir d'avance qu'il ne s'agit pas de présenter des détails nouveaux, mais de les rapprocher dans un cadre resserré de manière à ce qu'ils puissent produire de l'impression.

C'est surtout sous le rapport hygiénique et médical que j'envisage la mode; je ne me flatte point d'avoir réussi ; mais quand je ne serais parvenu qu'à inspirer plus de circonspection dans le choix de l'exercice, du repos, des vêtements, et enfin dans l'emploi des moyens propres à se préserver des maladies, je m'estimerais encore heureux d'avoir coopéré au bien général.

Indépendamment de la table générale des matières, on trouvera à la fin de l'ouvrage une table particulière des substances, préparations et recettes contenues dans quelques chapitres, et ayant pour but la conservation et la croissance des cheveux, leur coloration et leur chute, l'embellissement de la peau, ou l'effet préservatif et curatif des maladies des yeux, etc.

CHAPITRE Ier.

Considérations générales sur la mode.

La mode est un usage qui dépend du goût et du caprice du moment. Elle gouverne le monde entier et prescrit impérieusement à tous les hommes d'imiter ce que les autres font.

Elle se montre partout en souveraine, et ses sentences sont toujours exécutées ponctuellement. Enfin son influence sur la société, les mœurs et le caractère des hommes en général est telle qu'on ferait en particulier de vains efforts pour s'y soustraire. Avec l'arme du ridicule elle fait plier la sagesse sous le joug de la folie; son culte est établi partout; elle a des temples dans chaque pays, chez le sauvage d'Afrique et d'Amérique comme dans les villes les mieux policées; chez l'habitant des contrées les plus froides comme dans les climats les plus tempérés; mais le siége principal de son empire est à Paris.

Qui pouvait mieux peindre cette divinité que le philosophe de Ferney? C'est lui qui a dit d'une manière si piquante et si vraie :

Il est une déesse inconstante, incommode,
Bizarre dans ses goûts, folle en ses ornements;
Qui paraît, fuit, revient et naît dans tous les temps :
Protée était son père et son nom est la Mode.

Nulle région ne lui est plus soumise

que la France. Un peintre, voulant désigner le peuple français comme celui qui lui est le plus asservi, représenta les habitants des diverses contrées du monde vêtus avec les costumes qui leur sont propres ; mais il peignit le Français nu, portant sous son bras un paquet sur lequel on lisait : *Il porte son étoffe afin de se faire habiller comme il le jugera à propos, changeant de goût à chaque instant.*

La mode, en France, après avoir dicté ses lois aux grâces, a voulu soumettre encore à sa puissance le langage, les sciences, les beaux-arts, même l'art de guérir. Si quelque nouvel *Argan* pouvait trouver cette assertion paradoxale, si quelques nouveaux *Purgon* venaient à s'en scandaliser, nous nous bornerions à dérouler sous leurs yeux les vicissitudes qu'a subies l'art médical depuis *Thomas Diafoirus* jusqu'à nos jours. Ne serait-il pas, en effet, ridicule d'employer telle formule de médicament qui a cessé d'être à la mode? C'est ainsi qu'on a vu les bains chauds, les bains froids, la saignée, le vin, l'émétique, les purgatifs, l'électricité, le magnétisme, le galvanisme, et une infinité de préparations et de moyens curatifs célébrés autrefois comme remèdes universels, tomber bientôt dans l'oubli et être remplacés par des moyens tout aussi peu héroïques, qui, se succédant avec rapidité, ont été à leur tour également abandonnés. Il n'est pas jusqu'à l'homme public qui ne doive obéir à la mode, s'il veut obtenir quelque succès. Et, en effet, le titre d'homme à la mode ne fait-il pas réussir journellement des personnages qui possèdent l'art heureux de savoir se façonner suivant les petits ridicules de certaines coteries, d'en affecter le ton, l'esprit et les manières?

Le médecin qui n'est guidé dans l'exercice de sa profession que par le bon sens, la raison et l'expérience, s'abstient de suivre la mode, soit dans le jugement des maladies, soit dans la prescription des médicaments. Il s'éloigne de toute espèce de système et ne donne rien au hasard. Il ne se laisse pas entraîner par des réputations usurpées et ne condamne pas sans un mûr examen.

Il est vrai de dire qu'en suivant cette marche il s'expose à être mal jugé par le public. Cependant ce n'est que de cette manière qu'il peut être véritablement utile à l'humanité et rester tranquille avec sa conscience.

Si je devais considérer exclusivement l'influence que la mode exerce sur tous les hommes, il faudrait tracer ici l'histoire de chaque peuple en particulier, puisque c'est elle qui crée les usages, les coutumes, les opinions, et élève ou renverse les réputations avec la même légèreté; mais un pareil examen embrasserait une trop grande étendue et m'éloignerait du sujet auquel je me borne, je veux dire la santé en général et celle du beau sexe en particulier.

Heureux si je puis fixer l'attention du lecteur sur quelques pratiques pernicieuses et dont l'influence à l'égard des hommes est bien moins sensible qu'à celui des femmes.

CHAPITRE II.

Des vêtements des premiers habitants du monde.

Dans l'enfance du monde, l'homme, jouissant de toute la perfection de la constitution primitive, se passait de vêtements ou empruntait aux règnes végétal et animal les habillements que la pudeur rendait rigoureusement nécessaires (1); mais, amolli par ses propres

(1) Les Romains, devenus plus civilisés, avaient remplacé les peaux d'animaux, dont ils se couvraient dans

institutions et devenu plus délicat, ce même homme chercha non-seulement à garantir ses membres contre les rigueurs des saisons, mais à se présenter

le principe, par des étoffes de laine; mais ils avaient eu soin d'en conserver le souvenir dans l'une de leurs cérémonies les plus augustes : c'était dans celle du mariage, dont je fais ici la description.

« Le jour du mariage, on parait la mariée de tous ses plus beaux ornements; on lui couvrait la tête d'un voile et on mettait par-dessus un chapeau de fleurs de verveine odorante. Sur le soir on la menait chez son nouvel époux : elle était précédée de joueurs de flûtes et de cinq flambeaux, en l'honneur des cinq divinités sous la protection desquelles on se mettait en se mariant, savoir : *Jupiter*, *Junon*, *Vénus*, *Suéda*, *Diane* ou *Lucine*. Un sixième flambeau, qu'on nommait *flambeau de l'hyménée*, auquel on attribuait de grandes vertus, était porté par un petit enfant. Les parents et les amis qui accompagnaient la mariée veillaient avec grand soin sur ce flambeau, dans la crainte qu'il ne s'éteignît ou qu'il ne fût enlevé.

« Derrière la mariée on portait une quenouille garnie de laine, un fuseau, du fil et ses bijoux. (Au reste, cette dernière coutume s'est conservée en Suisse et en Allemagne, où il est encore d'usage de faire suivre derrière la nouvelle mariée les différents ustensiles de ménage sous des dehors capables de relever sa beauté naturelle. De là la combinaison et l'arrangement des vêtements.

Les premiers habitants du monde, comme je viens de le dire, ne se servaient que de peaux d'animaux ou de feuillages entrelacés qui ne les couvraient qu'en partie, et les enfants allaient tout nus. Heureuse coutume, que la civilisation a fait disparaître en mul-

à l'usage de la femme.) A mesure qu'on approchait de la maison maritale, on jetait, à diverses reprises, sur la mariée, de l'eau lustrale, afin qu'elle entrât pure de toute souillure dans la maison de son époux. Avant d'entrer on lui demandait qui elle était ; elle répondait *Caïa*, nom d'une princesse vertueuse en vénération chez les Romains, pour faire entendre qu'elle se proposait de suivre ses traces.

« Lorsque la mariée était entrée dans la maison, on la faisait asseoir sur une *toison de brebis*, pour l'avertir que les premiers Romains n'étaient habillés que de peaux de bêtes, et qu'elle ne plaçât pas son mérite dans le luxe de ses habits, ni dans l'orgueil, mais bien dans le soin qu'elle devait prendre de sa maison, de son mari et de ses enfants. » (V. *Mœurs et Coutumes des Romains.*)

tipliant les besoins et les jouissances. Mais le beau sexe, mu par le vif désir de soumettre l'homme à toutes ses exigences, porta bientôt les plus fortes atteintes à cette coutume, pourtant si précieuse. Hélas ! quelle a été son erreur !.....

Si la femme ne s'habillait que pour se prémunir contre la rigueur des saisons et donner à ses membres une élégante aisance, les vêtements auxquels elle s'habituerait deviendraient pour elle un sûr garant contre les intempéries, puisqu'elle ne les modifierait qu'avec une sorte d'uniformité. Mais la vanité, le désir de plaire et surtout de se distinguer de ses semblables, apportent en Europe, et plus particulièrement en France, des changements brusques et continuels dans la manière de se vêtir. Ces changements, que la mode impose avec tant d'opiniâtreté, peuvent, sous beaucoup de rapports, être très-nuisibles, en rendant les différentes pièces de l'habillement trop serrées, trop légères ou trop chaudes ; tous ces extrêmes entraînent nécessairement de graves inconvénients.

Tout vêtement gênant contrarie la nature ; la personne qui souffre est sans grâce; au lieu de plaire elle excite la pitié, car le plaisir ne s'allie qu'avec la santé. Un auteur célèbre a dit *qu'on brillait par la parure, mais que la personne seule avait le don de plaire.*

CHAPITRE III.

De la bizarrerie des costumes qui ont précédé notre siècle.

De tous les temps la mode a été bizarre en France; elle a toujours passé d'un extrême à l'autre, et le plus souvent les femmes, à force de varier leurs vêtements, ont dénaturé la forme de leur corps. Dans leurs parures elles ont presque toujours associé les mises les plus gênantes aux mises les plus absurdes.

Pendant longtemps elles ont porté des robes fermées, qui couvraient leur poitrine, leurs bras, leurs poignets, et descendaient jusque près des talons; ce même costume a été conservé dans les couvents de femmes, et c'est celui, à quelques légères modifications près, que portent les diverses congrégations de sœurs religieuses qui existent encore de nos jours.

§ 1er.

Des robes à longues queues.

En 1460, nos dames françaises, bientôt imitées par la plupart des autres dames de l'Europe, se vêtirent de robes dont les manches pendaient jusqu'à terre, et dont les longues queues balayaient le pavé à la distance de plusieurs aunes. A cette mode succéda celle des robes courtes qui laissaient voir presque tout le mollet. En 1500, elles portaient des habillements qui laissaient à découvert et le cou et la gorge; quelque temps après elles retranchèrent les manches des robes et les bras furent à nu.

§ 2.

Du travestissement.

En 1660, la mode en délire métamorphosa les hommes en femmes; il était reçu alors, dans les cercles les plus distingués de la capitale, que les jeunes gens se présentassent sous le costume de femme. L'abbé *de Choisy* étant au jeu du roi habillé en femme, un grand seigneur s'approcha de lui et lui dit : Monsieur ou mademoiselle, car on ne sait qui vous êtes, etc. (1).

(1) *François-Timoléon Choisy*, né à Paris le 16 août 1644, fut destiné à l'état ecclésiastique : sa mère lui faisait porter des habits de femme; sa figure, qui était fort jolie, se plaisait à ce travertissement. Il abusa auprès de plusieurs femmes de l'erreur où il les jetait et

§ 3.

Des paniers.

En 1700, les femmes adoptèrent les *paniers*, les paniers, dont l'imagination cherche vainement à découvrir le motif d'élégance ou celui de commodité; dont l'ampleur plus ou moins étendue semblait séparer le corps à la manière des guêpes; dont la forme, bizarrement étayée par des cerceaux arrondis en tous sens, n'avait été inventée sous le Régent que pour couvrir les écarts d'une cour corrompue et cacher les fruits illégitimes des progrès de la démoralisation. Ce fut vers la même époque que la nudité revint encore à la mode et exposa le sexe

de la sécurité qu'il leur inspirait. Le récit de ses avantures est consigné dans l'histoire de Mme la comtesse *des Barres*, nom qu'il avait pris pour compléter son déguisement. Paris, 1736, v. in-12. Biographie universelle ancienne et moderne, v. VIII, p. 438.

à ces maladies catarrhales auxquelles depuis lors il a été si sujet.

Après avoir découvert successivement le cou, la gorge et les bras, les femmes finirent par laisser voir leurs épaules et même une partie de leur dos. Il n'y a guère plus de quarante ans qu'il fut convenu que la nudité devait être encore poussée plus loin, et cette fois le corps entier ne fut un moment protégé que par une gaze légère. Les Françaises découvrirent donc successivement la poitrine, les bras, le dos, et ne revêtirent les autres parties du corps qu'avec une mousseline assez claire pour laisser deviner et même entrevoir des formes qu'on n'osait pas tout à fait exposer à l'œil curieux du passant. Cette innovation eut une courte durée : l'indignation publique, les maladies auxquelles cette mode donna lieu, les rhumatismes qu'elle fit naître, les victimes qu'elle fournit à la mort en firent rapidement justice. —

Heureuses les femmes qui en furent quittes pour une partie de leurs attraits et la perte du brillant émail qui couronnait naguère leurs lèvres de rose. Sans songer que leur corps délicat n'avait pas été fortifié par les bains de l'Eurotas et les fatigants exercices du gymnase, on les vit recourir au costume simple et élégant des Athéniennes et des Lacédémoniennes; mais le climat brumeux de Paris et de la plupart des villes de France leur apprit, par des incommodités de tout genre, qu'au physique comme au moral on ne brave pas toujours le ciel impunément.

§ 4.

De l'hygiène et de la gymnastique.

O vous, mesdames, qui sacrifiez tant à la beauté du corps et qui ne cessez d'admirer les belles formes de l'Apollon du Belvédère et celles de la Vénus de Médicis, sachez que ce n'est qu'en suivant les règles de l'hygiène, science qui sert de base à toutes les branches de l'art de guérir, qui, mettant à contribution toutes les connaissances de la médecine, enseigne aux hommes les moyens de recourir le moins possible aux médecins, puisqu'elle porte sur les aliments et leur préparation, les boissons, les habitations, les vêtements, les professions, les habitudes, la manière de vivre, les mœurs, les institutions publiques et particulières; qui apprend enfin à soigner soi-même sa santé, même dans les indispositions peu graves; car il ne faut pas oublier que celui qui vit médicalement vit misérablement : *qui vivit medice vivit misere* : je renvoie à mon *Traité d'hygiène des yeux*, où l'hygiène en général se trouve comprise avec celle des yeux en particulier; et en pratiquant les exercices gymnastiques sagement combinés, que vous fortifierez vos membres grêles et débiles, et que vous acquerrez ces belles formes qui ont métamorphosé en divinités tant de beautés antiques.

En vérité, rien de plus utile à la santé que les exercices du corps. Les anciens firent de la gymnastique la base de l'éducation nationale; ils y soumettaient les enfants des deux sexes encore en bas âge. Au reste, ce n'est qu'en exerçant les forces physiques à mesure qu'elles se développent qu'on peut assurer à la jeunesse la santé du corps et la tranquillité de l'âme, deux grands bienfaits de la Divinité; car la gymnastique est la partie de l'hygiène qui exerce la plus grande influence sur toute l'économie animale, tant au physique qu'au moral. Tout en conservant la santé et la beauté des formes, elle développe encore les belles qualités de l'âme, qui forment le cœur et élèvent l'esprit de l'homme de bien.

A cet effet, je ne saurais mieux faire

que d'engager le lecteur à prendre connaissance du rapport qu'a fait, dans le temps, à la Société des sciences physiques, chimiques et arts agricoles et industriels en France, le spirituel *Julia de Fontenelle*, secrétaire perpétuel de cette société, de la *Méthode Amorosienne* (la gymnastique normale, fondée par M. le colonel *Amoros*), comme étant, de toutes, celle qui laisse le moins à désirer.

Elle est démontrée à Paris, dans l'établissement de son fondateur, rue Jean-Goujon, 6, près les Champs-Élysées.

CHAPITRE IV.

De l'influence pernicieuse des vêtements légers.

Poursuivons, et considérons les influences de la mode sous d'autres rapports. Si nos dames, à l'exemple des femmes grecques et romaines, se livraient aux occupations laborieuses de leur maison, ou bien si elles imitaient les habitantes des campagnes dans leurs rudes travaux, elles pourraient alors jouir en plein air du plaisir de la danse; et peu importerait même que ce fût avec des habits légers, puisque l'exercice qui suivrait cet amusement, loin de supprimer la transpiration, en entretiendrait la continuation et la durée; mais les choses ne vont point ainsi. En effet, après avoir passé la journée dans la mollesse et dans des appartements très-chauds, on les voit quitter la ouate, la laine, le drap, quelquefois même la fourrure, pour s'habiller plutôt que se couvrir avec les étoffes les plus minces. Ainsi mises, elles affrontent les intempéries de l'air pour se rendre dans les grandes assemblées, et c'est presque toujours au sortir des bals, où elles ont passé une grande partie de la nuit, qu'elles contractent, sous l'influence des températures les plus opposées, des maux qui abreuvent leur vie d'amertume. Combien de jeunes personnes n'ont-elles pas puisé, au sortir de ces brillantes réunions, d'où la mode, comme la boîte de Pandore, laisse exhaler des calamités de toute espèce, et ces affections nerveuses qui sont, ainsi que le disait *Boerhaave*, le fléau de l'humanité et de la médecine, et ces flueurs blanches contre nature qui tarissent la source de la fécondité, et ces affections cutanées qui cachent sous de hideuses éruptions les traits les plus doux et les plus aimables? Heureuse la jeune personne qui n'en rapporte pas le germe de la mort, et n'y puise, au printemps de la vie, le principe de cette maladie terrible qui décompose le corps en détail, après avoir établi son siége sur l'organe si délicat de la respiration! C'est à vous surtout que je dois m'adresser, jeunes femmes qui venez tout récemment de combler le bonheur d'un époux chéri en doublant son existence et la vôtre. Êtres faibles et intéressants, que ne puis-je vous signaler, comme je le désirerais, tous les dangers dont la mode vous menace ! Ah ! si ce tyran de la société vous poursuit, s'il vous force à lui payer un tribut qui vous offre de si puissants attraits, attendez du moins, pour le satisfaire, que vos corps délicats aient repris les forces qu'ils ont perdues dans les douleurs de l'enfantement ; attendez que la douce liqueur dont la nature vous a pourvues après votre délivrance ne puisse se changer en poison, et corrompre votre sang et vos humeurs ; attendez, du moins, que le fruit d'une tendre union puisse se passer et de vos soins et de votre tendresse. Il n'est que trop vrai, et j'en appelle ici à l'expérience, c'est au sein des plaisirs inventés par la mode que la foule des maux auxquels le sexe est le plus disposé, et qui lui sont propres, prend trop souvent naissance.

C'est ainsi que les catarrhes, les fluxions de poitrine, les rhumes opiniâtres, les catarrhes utérins, l'inflammation de l'utérus, les suppressions de certaines évacuations, les affections histériques sont la conséquence des effets produits sur le corps par l'atmosphère ou trop froide ou trop humide de certaines promenades que le goût du moment consacre à ce genre de divertissement. C'est surtout aux personnes qui ne se couvrent pas suffisamment que j'adresse ces réflexions, et auxquelles je répète que, de toutes les modes, la plus nuisible est celle qui expose ainsi la santé au danger qui résulte et de l'intempérie des saisons et de la situation plus ou moins insalubre des localités.

L'homme, se livrant à un exercice plus soutenu et plus laborieux que la femme, peut, avec moins de péril, faire usage d'habillements légers; mais la femme a besoin de se couvrir davantage, attendu que sa vie sédentaire et la délicatesse de ses organes rendent son corps beaucoup plus susceptible d'impressions fâcheuses; cependant la mode veut qu'elle le soit moins; pour suivre la mode elle s'expose, comme je l'ai dit, à une infinité de maladies.

CHAPITRE V.

Des graves inconvénients qui résultent de faire de la nuit le jour et du jour la nuit; maladies physiques et morales produites par la privation du sommeil.

Indépendamment des maux que procurent l'air humide et froid de la nuit et l'usage des vêtements légers, la privation du sommeil, suite inévitable de ces veilles longtemps prolongées et fréquemment réitérées, entraîne après elle une série de maux moraux dont la gravité surpasse encore les maux physiques que nous venons de signaler au beau sexe, et cela à raison des grandes impressions qu'il reçoit des objets qui l'entourent et du tempérament essentiellement pituiteux (lymphatique) dont il est doué; parce que le sommeil est indispensable aux organes des sens et des facultés intellectuelles pour faciliter la nutrition, le développement du corps et le renouvellement des forces. Car, sans le repos, le cerveau n'est plus apte à réparer les pertes qu'il a faites pendant la veille, et n'est pas propre à se livrer aux travaux intellectuels. Il s'irrite, s'enflamme, d'où s'ensuit l'hystérie, l'hypocondrie, la mélancolie, l'épilepsie, la manie, la folie, le vice, le crime et la mort. Or, il est prouvé que les enfants, les femmes, et toutes les personnes à esprit mobile et à tempérament lymphatique, ont bien plus besoin de repos que les autres personnes dont le caractère et le tempérament sont différents.

Un repos modéré rétablit le calme

dans les fonctions de l'économie animale, donne du ton et de l'activité aux forces musculaires, et rend le corps plus disposé à toute espèce de travail. Et ne sait-on pas qu'à toutes les époques les personnes qui ont présenté des exemples de longévité ont été celles qui avaient pour habitude de se coucher de bonne heure et de se lever matin ; et que les grands bienfaits de la Divinité sont l'espérance et le sommeil? Un auteur cite à cet effet la vie d'une foule de centenaires à caractères et à tempéraments différents, ayant exercé des professions et des métiers opposés, mus par des goûts et des passions contraires, les uns n'ayant jamais bu que de l'eau, les autres buveurs de vin, les uns sobres, les autres passionnés pour la bonne chère; mais tous ayant eu, par instinct et dès leur plus bas âge, l'habitude de se coucher de bonne heure et de se lever matin.

Rien n'est donc plus pernicieux pour la santé que de veiller la nuit et de dormir le jour, faire ce qu'on appelle *de la nuit le jour et du jour la nuit;* car on ne transgresse pas les lois de la nature impunément. Le soleil, par son lever et son coucher, nous indique l'espace de temps que nous devons donner au travail, et la nuit celui pendant lequel nous devons reposer. Or, méconnaître ces lois, c'est s'opposer aux vœux de la nature, briser sa santé et abréger ses jours.

La nature a choisi la saison de l'hiver pour se reposer et pour l'époque de son sommeil. Alors tous les êtres vivants reposent, ou tous au moins dorment plus longtemps. Les végétaux et une partie des animaux passent cette époque dans un sommeil profond, tandis que ceux qui veillent pendant cette saison de repos prolongent leur sommeil bien plus longtemps que dans les autres saisons de l'année. Mais, parmi ceux-ci, il n'y a que l'homme, et encore l'homme civilisé, qui, privé de l'instinct naturel, foulant aux pieds les lois sacrées de la nature, ait, de préférence, choisi cette saison pour prendre ses ébats. La saison de l'hiver est consacrée par lui à des veilles continuelles ; il la passe presque entièrement en fêtes, au milieu des festins, des bals, des concerts, etc., etc., et ne donne au sommeil que le temps qu'il dérobe à regret à ses jouissances. Mais cet excès d'agitation imprime sur lui un cachet tel que son corps se défigure : il devient terne, pâle, hâve, blême et défait ; c'est à tel point qu'à ces traits on le reconnaît facilement pour un prétendu type du bon ton de notre époque.

CHAPITRE VI.

Des maladies qui proviennent de l'usage des habillements trop serrés.

Les vêtements trop serrés ne sont pas moins nuisibles au beau sexe que les vêtements légers ; car ceux-là, en étranglant, en quelque sorte, le tronc par le milieu, engourdissent les membres et leur enlèvent la faculté d'agir : ils empêchent l'accroissement de la jeunesse, gênent la circulation des vaisseaux superficiels, et produisent des congestions ou sanguines, ou lymphatiques, qui établissent leur siége à la tête, à la poitrine et dans l'abdomen.

Le judicieux *Corvisart* avait remarqué que les maladies organiques du cœur s'étaient extrêmement multipliées depuis l'introduction de la manie de se serrer le corps à ce point de le faire ressembler à celui d'un scarabée. *Sénac* avait fait, il y a près d'un siècle, la même observation, lorsque les femmes se mirent à porter des corsets à lames de fer ou de baleine, dont le busc, en descendant jusqu'au pénil, comprimait le ventre, déterminait l'inflammation du foie et des autres viscères abdominaux. A cet effet, je pourrais citer une foule d'observations de maladies graves qui n'ont eu pour causes que la compression des différentes parties du corps par des vêtements trop serrés; mais je me bornerai à signaler ici l'ophthalmie purulente et contagieuse (1) qui, en 1821, 1822, 1823, 1824, et tout récemment encore, a ravagé l'armée des Pays-Bas et y a laissé tant d'aveugles. Elle n'était occasionnée que par la pression que déterminaient sur le front et le pourtour de la tête les lourds *schakos*, coiffure d'uniforme militaire qui, heureusement, se remplace actuellement dans l'armée française par une autre coiffure plus légère et moins compressive, désignée sous le nom de *kepy*.

Les inconvénients occasionnés par cette pesante et incommode coiffure se trouvaient encore aggravés par un col en cuir très-dur et très-épais, qui comprimait en même temps les vaisseaux du cou, gênait la circulation, et retenait dans le cerveau le sang qu'y

(1) Voyez le traitement curatif et préservatif de cette maladie, indiqué dans le traité que nous avons publié à Paris en 1843, sous le titre d'*Hygiène des yeux*, article *Ophthalmie contagieuse*, page 102.

apportent les artères carotides ; ce qui déterminait des douleurs de tête violentes, des vertiges fréquents, et quelquefois l'apoplexie, lorsque surtout le soldat était appelé à faire des marches forcées, dans des pays découverts et sous un ciel brûlant.

CHAPITRE VII.

Considérations générales sur la coiffure.

Je vais successivement décrire les pièces particulières qui composent les vêtements serrés : je commence par la coiffure.

Elle a été inventée plutôt par la vanité que par le besoin : le sauvage, l'homme des champs et leurs compagnes errent dans les bois ou vaquent, dans certains pays, aux travaux de l'agriculture, la tête découverte, sans que cela influe sur leur santé : en observant toutefois que les cheveux longs, épais et bien fournis, sont l'apanage naturel de l'homme sain et robuste, et qu'une épaisse chevelure préserve plus efficacement la tête des intempéries atmosphériques que les autres genres de coiffures. A cet effet je renvoie le lecteur aux tableaux antiques et à l'histoire sacrée.

« *Absalon*, armé contre le roi David son père, prit la fuite, après que son armée eut été défaite; monté sur un cheval fougueux qui allait avec la plus grande vitesse, à mesure qu'il traversait un bois touffu, sa grande chevelure s'entortilla tout à coup à la branche d'un chêne, où il resta suspendu ; ceux qui le poursuivaient, profitant de cette circonstance, s'empressèrent de le tuer. »

Les coiffures trop serrés, en comprimant les nerfs qni sont répandus sur les téguments de la tête, produisent des sensations douloureuses; gênent l'accroissement des muscles de cette partie, et déterminent même leur paralysie. La coiffure en cheveux est le plus bel ornement dont puisse se servir le sexe pour rehausser l'éclat du visage. Mais cette mode, adoptée généralement dans les pays chauds, dont les habitants ont les cheveux épais et bien fournis, ne convient pas dans les régions froides, et surtout aux Parisiens, dont les cheveux courts, rares et soyeux, les exposent à toutes les maladies produites par l'inclémence du temps et des saisons.

Si les cheveux ne suffisent pas dans une partie de la France pour garantir la tête des impressions vives, et parfois brusques, de l'atmosphère, le sol aride et chaud de la partie méridionale ne permet pas non plus de la surcharger. Les dames du Midi ont les nerfs très-sensibles; les impressions les plus faibles produisent chez elles des effets surprenants ; et au lieu de diminuer la chaleur de leur cerveau par une coiffure légère, elle l'augmentent, au contraire, par une multitude de pompons.

Dans tous les temps, la coiffure des dames a été presque toujours bizarre en France : nous allons le prouver par quelques détails.

Du voile.

En 1200, elles portaient un grand voile qui couvrait une partie de leur corps ; en 1360, la mode changea, et elles donnèrent à leur coiffure la forme d'un cône plus élevé qu'un pain de sucre : ces cônes avaient plus d'une aune de hauteur, et accablaient la tête sous leur poids. Les femmes du pays de Caux ont conservé cette mode et portent encore cette coiffure bizarre. Dans cette circonstance, on fut obligé de rehausser les portes des appartements afin qu'elles pussent y passer facilement.

Des hennins.

En 1380, on échangea cet attirail contre de vastes bonnets qui avaient la forme d'un cœur, dans lequel la tête paraissait comme enchâssée : les deux extrémités supérieures de ce bonnet étaient parfaitement allongées en forme de cornes qu'on nommait *hennins;* elles avaient jusqu'à deux aunes de largeur, de manière qu'il fallut alors élargir les portes pour laisser passer les cornes de ces dames.

Du chaperon.

En 1449, on en vint au *chaperon*; c'était encore une sorte de bonnet aplati par le sommet, lequel se terminait derrière le chef par une longue queue, comme le béguin des femmes du peuple à Bordeaux. On nous représente encore cette queue au théâtre dans la mauvaise comédie des *Amours de Bayard*.

Des fontanges.

A ces coiffures bizarres succéda celle en cheveux. Fatiguées de celle-ci et des coiffures plates, les dames françaises reprirent, en 1600, les hautes frisures sous le nom de *fontanges*, qui avaient deux pieds de hauteur. Ces deux genres d'accoutrement se sont succédé alternativement pendant plusieurs siècles ; mais les abus de la mode disparaissant en France à des époques qui les rapprochent davantage de nous, les femmes portèrent la recherche et la bizarrerie de la coiffure aussi loin qu'il fut possible de le faire.

Des poufs.

Vers le milieu du XVIIIe siècle, elle

était alors si élevée que les femmes étaient obligées de se tenir à genoux dans leurs voitures, pour ne pas déranger l'immense échafaudage où un perruquier sans goût avait fait briller sa patience bien plus encore que son savoir-faire. Cela s'appelait *pouf*; *pouf* au sentiment, *pouf* de sympathie, etc.; enfin il y avait des poufs de toutes sortes et pour tous les goûts.

Des chapeaux.

Vers la fin du siècle dernier, la mode avait été un instant plus raisonnable; elle avait paré la tête des femmes d'un léger bonnet, qui, les garantissant des vives impressions de l'air, laissait à découvert tous les traits de la face.

Cette parure, aussi simple qu'élégante, fut bientôt remplacée par les *chapeaux du jour*. Nul doute que les coquettes mal partagées par la nature n'aient le plus contribué à l'invention de cet ajustement, puisqu'au moyen du voile qu'on y ajoute la laideur et les difformités se trouvèrent cachées. Ces chapeaux à grandes ailes, à têtières déprimées et étroites, agissent en guise de ventouse sur les téguments ; ils y développent une plus grande chaleur, source de maux insupportables.

Ces chapeaux ont encore l'inconvénient de gêner les mouvements de la tête, au point de rendre très-difficile la perception des objets situés horizontalement, par la contrainte qu'ils imposent à l'articulation de cette partie avec les premières vertèbres. Les grandes ailes de ce genre de coiffure, en comprimant les oreilles, nuisent de plus à la perception nette des sons ; aussi, pour éviter certain danger, voit-on quelquefois les dames s'y précipiter, pour n'avoir entendu que confusément le bruit qui en annonce l'approche ou le voisinage.

Des voitures.

Dangers qui résultent de leur grand nombre.

Hélas! que de victimes cette mode absurde ne fait-elle pas chaque jour dans Paris, où la manie des chevaux et des voitures est poussée si loin que les personnes qui vont à pied, et c'est le plus grand nombre, ne pourront bientôt plus circuler dans les rues, et où, pendant toute l'année, cent mille voitures sillonnent avec la plus grande rapidité et dans tous les sens les nombreux quartiers de cette capitale. Il faut encore ajouter à cela que la plupart des cochers, à mesure qu'ils se rapprochent des passants, fouettent leurs chevaux à outrance, en prononçant le mot *gare*, de sorte que souvent les personnes se trouvent déjà sous les pieds des chevaux avant que ce *prétendu cri de sûreté* soit parvenu jusqu'à leurs oreilles, si toutefois encore il a été prononcé. C'est au point que l'on pourrait penser que l'intention du cocher est ici bien moins de prévenir les victimes du danger imminent qui les menace que de les y laisser exposées, et que la prononciation du mot *gare* ne serait de sa part qu'une simple précaution prise pour lui servir d'excuse, dans le cas où des poursuites judiciaires lui seraient intentées (1).

Pourquoi aussi ne pas obliger les riches propriétaires de Paris, qui ne cessent d'augmenter le prix de leurs locations, de garnir extérieurement leurs maisons, surtout celles qui forment les coins des rues, de trottoirs assez larges et assez spacieux pour que les piétons puissent y circuler avec sécurité ? Car,

(1) Il est à remarquer que le plus grand nombre des accidents qui arrivent dans Paris, par le fait des voitures, sont occasionnés par les cabriolets.

enfin, chaque habitant n'a pas le moyen d'avoir une voiture et des chevaux.

Graves inconvénients qui proviennent des coiffures trop serrées.

Enfin, quoique nos dames se privent d'une partie de la vue et de l'ouïe, on les voit cependant supporter patiemment ces privations plutôt que de refuser leur tribut au goût du moment.

Laideur, beauté, santé, tout est soumis à l'empire de ce tyran, et le coloris vermeil de la jeunesse, les rides de l'âge mûr, les sillons de la maladie se trouvent renfermés sous la même prison. La coiffure du jour, si mobile, si changeante, n'est ni plus commode ni plus saine que celles d'autrefois; chargeant trop ou ne couvrant pas assez, elle expose à des migraines insupportables, à la carie des dents, et dispose surtout aux diverses maladies des yeux et de l'ouïe, par cela même que les rayons visuels et les rayons sonores fatiguent brusquement des parties qui un instant auparavant étaient entièrement à l'abri de leur action. Combien de fois n'ai-je pas vu la surdité résulter de l'usage des chapeaux rabattus ? En effet, si l'on considère que la chaleur locale qu'ils entretiennent augmente prodigieusement la sécrétion du cérumen, en déterminant une plus grande excitation de la membrane muqueuse qui tapisse le conduit auditif, on concevra aisément que le refroidissement brusque de cette partie, lorsqu'on éloigne la cause qui a produit cette excitation et cette sécrétion, favorise l'épaississement de la matière précitée, sa dessiccation, et détermine des fluxions d'autant plus intenses qu'elles deviennent plus fréquentes.

Effectivement, le cérumen de l'oreille, à mesure qu'il se dessèche, se durcit, se solidifie, et devient, dans ce nouvel état, corps étranger pour le canal auditif qui le contient. Alors, indépendamment de ce qu'il empêche les rayons sonores d'arriver jusqu'à la membrane du tympan, d'où s'ensuit la dureté de l'ouïe et la surdité, il meurtrit la membrane muqueuse du canal auditif, l'irrite, l'enflamme, et occasionne ces douleurs d'oreille intolérables qui affectent tant d'individus.

CHAPITRE VIII.

Des huiles grasses, des pommades mêlées à la poudre blanche à l'usage des cheveux; de la *plique polonaise*.

Si des vains ornements dont le sexe a cru embellir sa coiffure nous passons aux diverses manières dont il a arrangé et soigné ses cheveux, nous verrons que la mode n'a pas été plus favorable à sa santé.

Dans tous les temps on les a parfumés, à la vérité, avec toute sorte de drogues; mais il n'y a guère plus de cinquante ans qu'à l'emploi des huiles grasses et des pommades odoriférantes on joignait une énorme quantité de poudre blanche, qui, mêlée avec ces différentes substances, formait sur la tête une pâte très-épaisse, aussi malpropre qu'incommode, qui, en s'accumulant et concentrant en trop grande proportion le calorique sur cette partie, nuisait au plus grand nombre des personnes qui s'en servaient, et surtout à celles douées d'une constitution nerveuse et délicate.

Cette pâte avait le grand inconvénient de boucher les pores du cuir chevelu, d'empêcher la transpiration insensible, de donner naissance à des douleurs de tête permanentes, à des rhumes du cerveau, à des catarrhes et à des fluxions sur les oreilles et sur les dents, qui produisaient des maux affreux, gênaient la mastication et détruisaient l'émail des dents, ce bel ornement de la bouche. Heureusement que la saine raison a inspiré à la mode de les abandonner; et, cette fois seulement, celle-ci a été avantageuse.

La poudre blanche qu'on appliquait autrefois sur les cheveux était tirée de l'amidon : substance blanche, amilacée, qui fait la base de beaucoup d'aliments végétaux ; qu'on retire de l'orge, de l'avoine, du riz, de la pomme de terre, etc. On la réduisait en poudre impalpable et on avait soin de la conserver dans des boîtes de fer-blanc. Lorsqu'on voulait l'employer on se servait d'une houppe ronde, faite de duvet, qu'on chargeait de poudre en la plongeant dans la boîte, et avec laquelle on l'appliquait sur les cheveux. A cet effet, on avait recours à un perruquier exercé, dont l'habileté consistait à la répandre uniformément sur les cheveux.

L'usage des corps gras, mêlés à la poudre à poudrer dont on couvrait les cheveux, avait encore l'inconvénient de favoriser la génération des poux et de faciliter la dessiccation de l'humeur muqueuse qui survient, assez souvent, sur le cuir chevelu des jeunes enfants, qui, ainsi desséchée, formait des croûtes sur toute l'étendue de la tête ; mais ce qui était pis encore, c'était lorsque ces croûtes passaient à l'état d'ulcération, d'où résultait quelquefois la *plique*.

Cette maladie, appelée aussi *trichoma, plique polonaise*, est presque toujours le résultat de la malpropreté ; elle est contagieuse et propre aux cheveux. Ceux-ci deviennent plus épais que de coutume, se mêlent et forment des cordons ou des nœuds que l'on ne peut développer.

Celle qui forme des cordons est la plus commune et la moins funeste ; les cheveux sont mêlés et agglutinés, et forment de longs cordons ; ils rendent du sang si on les coupe; c'est une lésion organique du système pileux.

Les symptômes qui l'accompagnent sont : la débilité et la faiblesse générale, des douleurs qui se font sentir dans tout le corps, et particulièrement dans les articulations; les os deviennent même fragiles et se fracturent aisément : dans cet état le malade succombe presque toujours.

Il y a des individus qui en sont affectés pendant de longues années. On a vu une femme atteinte de la *plique* depuis cinquante ans; ses cheveux avaient quatre aunes de long, neuf pouces de large, et quatre pouces d'épaisseur.

Il est très-dangereux de couper les cheveux.

Le nom de *plique polonaise* lui vient de ce qu'elle est très-commune en Pologne.

CHAPITRE IX.

Des cheveux ; pronostics qu'on peut tirer de leur épaisseur, de leur roideur et de leur couleur, relativement à la force, au courage, à l'intelligence, au tempérament et au caractère des individus ; de la coiffure en cheveux, de l'inconvénient d'aller nu-tête, des causes qui déterminent la chute des cheveux; des moyens de prévenir la calvitie, et de ceux qu'on peut employer sans danger pour faire repousser les cheveux.

Les cheveux sont un des ornements les plus utiles, et en même temps un des plus beaux, dont l'homme ait été doté par la nature : une figure laide avec de beaux cheveux fait oublier, en quelque sorte, sa laideur. Mais indépendamment de ce qu'une belle chevelure ajoute à la beauté corporelle, en en augmentant les grâces, son utilité est d'une bien plus haute importance encore : par sa vertu isolatrice (il est constant que les plumes, les cornes et les cheveux sont de mauvais conducteurs du calorique) elle retient sur la tête la chaleur du corps; elle garantit, en outre, cet organe des intempéries atmosphériques, empêche la répercussion de la transpiration insensible du cuir chevelu, amortit les coups des corps ambiants auxquels le crâne est exposé, etc. Il faut encore ajouter que, quelque bonne que soit une coiffure artificielle, elle ne supplée qu'imparfaitement à des cheveux longs, épais et bien fournis, attendu qu'elle ne préserve jamais aussi bien la tête des impressions extérieures. On ne saurait, par conséquent, se douter combien sont grands les avantages qu'offre à l'individu celui d'avoir une bonne chevelure.

Tous les peuples ont toujours fait de cet ornement le plus grand cas, depuis le sauvage de l'Amérique, qui ne compte ses victoires que par le nombre des chevelures qu'il a enlevées à ses ennemis, jusqu'aux hommes qui composent les nations les plus civilisées, qui, honteux d'être devenus chauves encore de bonne heure, cherchent en vain à suppléer à cet ornement naturel par des cheveux artificiels empruntés au premier venu.

L'abondance et la beauté des cheveux annoncent, généralement, une santé forte et robuste. Hé! ne sait-on pas qu'en général les hommes athlétiques tombent malades et perdent leurs forces lorsqu'ils sont dépouillés de leurs cheveux? C'est que la force de la plupart d'entre eux est dans leurs cheveux. En effet, *Samson* perdit la sienne par suite de la perfidie de *Dalila,* qui lui coupa sa chevelure au moment où il venait de s'endormir sur ses genoux. Ce fut alors qu'elle le livra aux Philistins, ses plus cruels ennemis, qui lui crevèrent les yeux et le retinrent captif; mais pendant sa longue captivité, le temps lui ayant rendu ses cheveux et sa force, *Samson* en fit usage pour se venger à son tour de ce peuple, qui avait été, à son égard, aussi lâche que cruel, en l'écrasant sous les débris de son temple et des statues de ses idoles.

La couleur des cheveux indique encore le tempérament et le caractère des individus.

Les cheveux blonds tirant sur le châtain, la barbe blonde ou châtain, le teint blanc et vermeil, les lèvres rouges, la bouche moyenne, la peau blanche, caractérisent le *tempérament sanguin.*

Les individus qui appartiennent à ce

tempérament sont légers, inconstants, ont l'imagination vive et riante; ils aiment les plaisirs de la table et ceux de l'amour, jouissent d'une bonne santé, sont bons amis, et possèdent, en général, les précieuses qualités du cœur.

Les cheveux noirs et épais, la barbe noire, le teint brun, pâle ou légèrement coloré, une grande bouche, la peau brune, le développement précoce des facultés morales, sont le propre du *tempérament bilieux.*

Les personnes qui sont sous l'influence de ce tempérament sont mues par les passions fortes; elles sont constantes, opiniâtres et ambitieuses. Leur caractère est ferme et inflexible; elles sont pleines de courage, d'audace et d'activité; elles se signalent ordinairement par de grandes vertus ou de grands crimes. C'est parmi elles que se rencontrent celles qui, à diverses époques, ont gouverné le monde.

Les cheveux noirs, courts, roides et crépus, la barbe noire et clair-semée, la peau noire, les lèvres épaisses (1), la bouche large, l'aptitude pour tous les arts qui exigent plus de goût et d'adresse que d'entendement et de réflexion, comme la danse, l'escrime, etc., signalent la race nègre et la race africaine, dont le caractère est dur, inflexible et cruel.

Les cheveux rouges ou roux, plats, rares, roides et onctueux; la barbe clair-semée et de même couleur, le teint rouge ou rougeâtre, les yeux petits et gris, une grande bouche, la peau exhalant une odeur forte, annoncent des passions violentes et extrêmes, qu'aucun obstacle ne rebute.

Les individus qui réunissent ces ca-

(1) Il est à remarquer que les lèvres minces sont le propre des personnes fines, rusées, fausses, hypocrites et méchantes, et que la plupart d'entre elles se les mordent dès qu'elles se trouvent contrariées.

ractères sont constamment exaltés dans leurs opinions, ils se placent toujours aux extrêmes. Doués d'une grande susceptibilité, ils sont irascibles et fougueux : généralement ombrageux, taciturnes, entêtés, jaloux, opiniâtres, méfiants, soupçonneux, dissimulés, faux, hypocrites et surtout très-ambitieux, ils tiennent du tempérament bilieux porté au plus haut degré d'intensité, et du tempérament atrabilaire.

C'est particulièrement dans cette classe d'individus qu'on rencontre les plus grandes vertus comme les plus grands crimes.

Les cheveux blonds ou cendrés, la barbe de même, le teint blanc, la peau blanche, les formes arrondies et sans expression, constituent le tempérament lymphatique (pituiteux).

La proportion des liquides dépasse, dans ce tempérament, celle des solides; les individus qui en sont doués sont généralement paresseux; ils répugnent aux travaux de l'esprit ainsi qu'à ceux du corps. Chez eux les passions sont excessivement modérées; aussi n'ont-ils pas à s'enorgueillir des vertus qui leur sont en quelque sorte naturelles, puisque, extrêmement modérés en tout, la vertu chez eux est bien plus facile à pratiquer que chez les individus qui, sous l'empire des divers autres tempéraments, se trouvent exposés à des passions plus ou moins fortes.

Nous allons tracer ici les causes principales qui privent de bonne heure un grand nombre d'individus de leurs cheveux. Nous avons dit que la mode de la coiffure en cheveux ne convenait pas dans les régions froides de la France et surtout aux habitants de Paris. Il est certain que la grande habitude d'aller nu-tête, même pendant l'époque des grandes humidités et des plus grands froids, prive de bonne heure de leurs cheveux la plupart des personnes qui habitent la capitale; car l'humidité et le froid, en resserrant les pores du cuir chevelu, arrêtent la transpiration, ralentissent la circulation et empêchent les sucs nourriciers d'arriver jusqu'au bulbe des cheveux. Alors, ceux-ci étant privés de nourriture s'atrophient, blanchissent et tombent de bonne heure.

C'est là une des causes principales de la calvitie qui atteint, dans un âge encore peu avancé, un grand nombre de personnes appartenant à l'un et à l'autre sexes; attendu que cette maladie se communique d'autant plus facilement que, parmi ces grandes agglomérations d'hommes, elle rencontre beaucoup de corps affaiblis par le régime de vie qui est propre aux capitales.

En effet, tout le monde sait que la plupart des personnes qui habitent les grands centres de populations se laissent bien souvent entraîner à des plaisirs immodérés, à des veilles prolongées et continuelles, et que cette manière de vivre est le propre de bien des Parisiens, chez lesquels cette vie désordonnée, en débilitant le corps de plus en plus, le jette dans cet état d'affaiblissement vital où la circulation est plus ou moins ralentie, et peut à peine suffire à la nutrition des organes qui se trouvent le plus à sa portée, sans pouvoir nourrir ceux qui sont plus éloignés, tel que le cuir chevelu.

Ce résultat n'étonnera point si l'on considère que le resserrement des vaisseaux propres au cuir chevelu, par l'effet de l'humidité et du froid, se combine ici avec le ralentissement de la circulation, qui est toujours la suite de l'affaiblissement vital, sous l'empire duquel se trouvent placés la plupart des individus qui ont l'habitude d'aller nu-tête.

Il est bien démontré, même pour les

personnes qui pourraient douter de mon assertion, que les deux agents que je viens de citer comme étant la cause de la calvitie prématurée peuvent détruire le système pileux, soit en resserrant les pores du cuir chevelu, soit en ralentissant la circulation de cet organe.

Les moyens propres à prévenir la calvitie sont d'abord ceux qui sont fournis par l'hygiène pour entretenir la santé dans son état naturel, tels que l'usage des bons aliments bien préparés, celui de boissons naturelles et saines; le séjour dans les habitations sèches, spacieuses, élevées et bien aérées; l'usage de vêtements épais, suffisamment chauds, commodes et aisés; l'exercice d'une profession qui n'affecte ni le physique ni le moral; des habitudes naturelles, basées sur les lois de la nature, en ne satisfaisant que des besoins et en ne donnant rien aux passions, une moralité qui n'ait rien à reprocher à sa conscience, et en portant le plus grand soin à baser toujours sa vie sur l'ordre, l'économie et le travail.

Tels sont les moyens généraux que nous fournit l'hygiène pour prévenir la calvitie ; mais comme ils ne sont pas suffisants pour la guérir lorsqu'elle s'est manifestée, voici ceux qu'on peut employer sans qu'il puisse en résulter aucun inconvénient pour la santé.

Mais, avant de les décrire, je dois dire que les personnes qui veulent obtenir la croissance de leurs cheveux se servent, pour la plupart, des premières recettes venues, sans s'assurer auparavant si ces préparations contiennent des substances capables d'altérer leur santé ; car il faut qu'on sache que la majeure partie des recettes à la mode, auxquelles on attribue la vertu de faire croître les cheveux, n'ont pour base que la poudre de cantharides, qui est un poison violent, et que ce n'est qu'à cette seule substance, âcre et délétère, qu'elles doivent leur propriété (1); mais qu'il arrive malheureusement trop souvent que cette poudre se trouve absorbée par le cuir chevelu, et qu'en cet état elle irrite et enflamme les reins, la vessie, l'urètre, etc., lorsqu'en même temps elle excite et enflamme également les organes de la génération chez les deux sexes.

On aura soin, d'abord, de tenir la tête couverte, surtout pendant le sommeil. On évitera ensuite de faire des lotions sur la tête avec l'eau froide, et, si l'on est obligé de la laver, il faut que ce soit toujours avec des lotions chaudes ou à la température de l'eau tiède, que ces lotions soient médicamenteuses ou non, en ayant le plus grand soin de l'essuyer et de la bien sécher avec des linges chauds. Je rappellerai ici le précepte de l'école de Salerne :

(1) Voyez le nouveau formulaire magistral, publié en 1843 par *Bouchardat*, p. 302 : Pommade contre la calvitie, par *Dupuytren*, qui a pour base les cantharides en poudre.

Lavez souvent les mains, rarement les pieds, et jamais la tête.

Sæpe manus, raro pedes, numquam caput.

L'expérience vient à l'appui de ce précepte. On remarque que, depuis la révolution qui s'est opérée dans la coiffure des hommes et des femmes, qu'on porte les cheveux courts, et qu'on a adopté l'habitude de se laver la tête avec l'eau froide, il est résulté de ces lotions partielles et journalières d'affreux rhumatismes, qu'on prend pour des migraines; des fluxions douloureuses, à la suite desquelles les dents se décolorent, se carient et tombent, et qu'il s'ensuit aussi la chute des cheveux, etc. Le moyen le plus sûr d'activer la croissance des cheveux, c'est de les raser, et de renouveler cette opération une fois par mois, ou tous les deux mois, plusieurs fois de suite, selon leur croissance, en ayant soin de tenir toujours la tête bien couverte.

Pour donner du ton à la peau, qui se trouve frappée d'atonie, on lavera ensuite la tête avec des lotions toniques et excitantes tirées du règne végétal.

A cet effet, on la lavera matin et soir avec la décoction concentrée de l'une des plantes ci-après : l'aspic (*lavendula spica*), le thym, le romarin, l'arnica, l'angélique, la sabine, la canne aromatique (*calamus aromaticus*), le marrube blanc, les baies de genièvre, l'écorce de quinquina, celle de chêne, le broux de noix vert, les racines de tormentille, de bistorte.

Après avoir ainsi lavé la tête avec les décoctions ci-dessus pendant une quinzaine de jours, et même pendant un mois, on les remplacera par les onctions suivantes, qu'on aura soin de renouveler tous les matins.

D'abord avec les huiles fines et récentes d'olive, d'amande, de noix, de noisette, de lis, auxquelles on fera succéder les graisses récentes de cochon, de blaireau, de marmotte, de loir, de bœuf (en ayant soin de choisir la moelle qui se trouve dans l'intérieur des os), d'ours, de héron, d'oie; ensuite, avec une des compositions suivantes :

PRÉPARATIONS EFFICACES POUR FAIRE CROITRE LES CHEVEUX.

RECETTE.

Prenez Feuilles sèches de noyer en poudre très-fine, 4 grammes (1 gros).
Axonge récente, 30 grammes (1 once).
Eau de lis, 15 grammes (1/2 once).
Mêlez bien, étendez-en gros comme une noisette sur les cheveux le soir en vous couchant.

AUTRE.

Pr. Racine de canne aromatique en poudre, 15 grammes (1/2 once).
Moelle de bœuf, 60 grammes (2 onces).

Huile de noix récente, 45 gram. (1 once 1/2).

Faites fondre à un feu doux jusqu'à la consistance d'une pommade. Usage comme ci-dessus.

AUTRE.

Pr. Feuilles de buis en poudre, 6 grammes (1 gros 1/2).

Moelle de bœuf, 30 grammes (1 once).

Huile de noix, 30 grammes (1 once).

Huile de lis, 15 grammes (1/2 once).

Pour une pommade onctueuse.

Dans le cas où la pommade ne serait pas assez onctueuse, on ajouterait une certaine quantité d'huile de noix; et *vice versa*, on ajouterait ou de la cire vierge, ou de la moelle de bœuf si elle était trop liquide, attendu que les pommades se durcissent en hiver et se liquéfient en été.

AUTRE.

Pr. Sommités de buis (une poignée).

Eau (trois tasses ordinaires).

Faites bouillir pendant quarante minutes.

Lavez en bien le cuir chevelu tous les soirs, sèchez bien, appliquez ensuite la pommade suivante.

AUTRE.

Pr. (Oxyde de fer noir) Ethiopes martial en poudre, 14 grammes (3 gros 1/2).
Axonge récente, 75 grammes (2 onces 1/2).
Huile de lis, de 15 à 30 grammes (d'une 1/2 once à 1 once), pour une pommade.
Appliquez-en gros comme une noisette sur les cheveux.

AUTRE.

Pr. Mouches à miel prises vivantes, écrasées récemment, 90 grammes (3 onces).
Huile d'olive fine récente, 90 grammes (3 onces).
Broyez bien; ajoutez cire jaune, 15 grammes (1/2 once).
Faites fondre le tout et remuez jusqu'à refroidissement; prenez-en la grosseur d'une noisette et oignez-en les cheveux matin et soir.

AUTRE.

Pr. Euphorbe, 15 grammes (1/2 once).
Huile d'amande douce récente, 90 grammes (3 onces).
Ajoutez iris de Florence en poudre, 2 grammes (1/2 gros).
Faites digérer au bain-marie pendant six heures, laissez refroidir, et passez à travers un linge ; faites avec cette huile des onctions sur la tête tous les matins.

AUTRE.

Pr. Férule, girofle, de chaque 15 grammes (1/2 once).
Huile d'amande douce, 180 gram. (6 onces).
Faites digérer au bain-marie pendant dix heures, laissez refroidir et passez à travers un linge ; servez-vous de cette huile comme de la précédente.

Il est bon de prévenir le lecteur que l'emploi d'une seule des substances, des préparations et des recettes précitées suffit pour faire croître les cheveux; qu'on doit commencer par se servir de celles qui sont les plus simples, et que ce n'est qu'après en avoir usé pendant un certain temps qu'on doit avoir recours aux préparations et aux recettes suivantes :

Pr. Cloportes pris vivants, mis en poudre (1), 8 grammes (2 gros).
Huile de lis, 30 grammes (1 once).
Préparez de la même manière que ci-dessus.

AUTRE.

Pr. Poudre de cloportes, 4 grammes (1 gros).
Graisse de marmotte, 60 grammes (2 onces).
Huile d'olive fine, 30 grammes (1 once).
Eau de lis, 15 grammes (1/2 once).
Préparez comme ci-dessus.

(1) On choisit les cloportes des bois : on les lave et on les fait mourir dans du vin blanc; on les fait sécher ensuite au soleil ou dans une étuve pour pouvoir les mettre en poudre.

AUTRE.

Pr. Ethiops martial (oxyde de fer noir), 15 grammes (1/2 once).
Graisse de blaireau, 60 grammes (2 onces).
Huile de noix, 30 grammes (1 once).
Girofle en poudre, 4 grammes (1 gros).
Préparez comme ci-dessus.

AUTRE.

Pr. Broux de noix en poudre très-fine, 15 grammes (1/2 once).
Graisse d'ours, 120 grammes (4 onces).
Huile de noisette, 30 grammes (1 once).
Cannelle en poudre, 60 centigrammes (1 scrupule).
Préparez comme ci-dessus.

AUTRE.

Pr. Baies de genièvre en poudre, 15 grammes (1/2 once).
Graisse de moelle de bœuf, 90 grammes (3 onces).

Huile d'amande douce, 30 gram. (1 once).
Iris de Florence en poudre, 60 centigr. (1 scrupule).
Préparez comme ci-dessus.

AUTRE.

Pr. Quina rouge en poudre, 30 gram. (1 once).
Graisse de loir, 120 grammes (4 onces).
Huile d'olive fine, 60 grammes (2 onces).
Racine d'angélique en poudre, 4 grammes (1 gros).
Préparez comme ci-dessus.

Je dois faire observer que la bonne confection de toutes les préparations où entre la graisse dépend autant de la manière dont celle-ci a été confectionnée que des substances qui les composent. A cet effet, je joins ici un mode propre à la confection de toutes les graisses.

On prend la quantité de graisse que l'on veut; on en sépare la membrane adipeuse, on coupe la graisse par morceaux, on la pétrit dans de l'eau très-pure, en la maniant entre les mains, afin de délayer dans l'eau le sang caillé qui se trouve dans les petits vaisseaux; on change l'eau de temps en temps, en continuant ainsi jusqu'à ce que la dernière eau en sorte sans couleur; alors on tire la graisse de l'eau, on la fait fondre à une douce chaleur, et on la laisse sur le feu jusqu'à ce que, de blanche et laiteuse qu'elle est d'abord, elle devienne parfaitement claire et transparente, et qu'en en jetant quelques gouttes dans le feu elle ne pétille plus; c'est à ces signes qu'on reconnaît que la graisse fondue ne contient plus d'humidité. Alors on la coule et on la passe à travers un linge bien serré sans l'exprimer. On fait refondre les portions de graisse qui ne se sont point liquéfiées à la première opération, en y ajoutant un peu d'eau, et lorsque cette graisse est fondue comme la précédente, on la coule de la même manière; on a soin de jeter le résidu et de n'employer que la graisse qui a passé à travers le linge sans avoir été exprimée. On verse la graisse, tandis qu'elle est encore chaude et liquide, dans des pots de faïence, afin qu'en se figeant elle ne laisse aucune ouverture autour d'elle par où l'air puisse pénétrer son intérieur, ce qui la ferait rancir et jaunir plus promptement. La graisse ainsi préparée est adoucissante, anodine et résolutive.

Toutes les graisses ne diffèrent les unes des autres que par la consistance qui est plus ou moins ferme; ce qui vient des différentes proportions de leurs principes et de la manière dont ces mêmes principes sont combinés.

La plupart des graisses se rancissent plus promptement que plusieurs huiles végétales.

L'eau qu'on mêle en faisant fondre les graisses est destinée à empêcher qu'elles ne roussissent pendant leur liquéfaction; cela forme une sorte de bain-marie.

Toutes les graisses animales peuvent être préparées de la même manière que nous venons de l'indiquer.

AUTRE MANIÈRE.

Prenez Tige de sabine en poudre, 15 grammes (1/2 once).
Graisse d'oie, 60 grammes (2 onces).
Huile de lis, 60 grammes (2 onces).
Cire jaune, 15 grammes (1/2 once).
Faites fondre le tout à une douce chaleur et remuez jusqu'à refroidissement. Prenez de cette pommade gros comme une noisette, étendez-la sur les cheveux, tous les soirs en vous couchant.

AUTRE.

Pr. Canne aromatique (la racine), 30 grammes (1 once).
Graisse d'ours, 90 grammes (3 onces).

Poudre de cloportes, 4 grammes (1 gros).
Huile d'olive, 60 grammes (2 onces).
Faites digérer au bain-marie pendant huit heures, laissez refroidir, et passez à travers un linge. Usage comme ci-dessus.

AUTRE.

Pr. Marrube blanc en poudre (la plante), 30 grammes (1 once).
Graisse de loir, 90 grammes (3 onces).
Huile de lis, 60 grammes (2 onces).
Cannelle en poudre, 8 centigr. (7 grains).
Préparez comme ci-dessus, usage idem.

AUTRE.

Pr. Racine d'arnica en poudre, 30 grammes (1 once).
Graisse d'ours, 120 grammes (4 onces).
Huile d'amande douce, 90 gram. (3 onces).
Eau de lis, 30 grammes (1 once).
Préparez comme ci-dessus, usage idem.

AUTRE.

Pr. Racine d'angélique, 15 gram. (1/2 once).

Axonge, 90 grammes (3 onces).
Huile de noix, 30 grammes (1 once).
Préparez comme ci-dessus, usage idem.

AUTRE.

Pr. Racine de bistorte, 45 gram. (1 once
Graisse de héron, 120 grammes (4 onces).
Noix muscade, 60 centigr. (1 scrupule).
Huile d'olive, 105 grammes (3 onces 1/2).
Préparez comme ci-dessus, usage idem.

AUTRE.

Pr. Fleurs de lavande en poudre, 15 grammes (1/2 once).
Graisse de héron, 120 grammes (4 onces).
Huile de noix, 60 grammes (2 onces).
Eau de lis, 30 grammes (1 once).
Préparez comme ci-dessus, usage idem.

AUTRE.

Pr. Oxyde de fer noir, 45 gram. (1 once 1/2).
Graisse de héron, 150 grammes (5 onces).
Huile de lis, 120 grammes (4 onces).

Noix muscade, 15 centigram. (12 grains),
Préparez comme ci-dessus, usage idem.

Il est bon d'avertir les personnes qui feront usage de ces préparations que si, parmi elles, il s'en trouvait quelques-unes que l'odeur pût incommoder au point d'interrompre leur sommeil, elles obvieraient facilement à cet inconvénient en ne les appliquant sur leurs cheveux que dans la journée, et mieux encore le matin en se levant; elles pourraient encore y remédier en diminuant, pendant qu'elles confectionneront ces pommades, la dose des substances aromatiques qui entrent dans leur composition.

CHAPITRE X.

Soins à donner à la tête pour la conservation des cheveux.

Une dame de haut parage, qui est parvenue à conserver de beaux cheveux noirs jusqu'à un âge très-avancé, a converti en préceptes le fruit de son expérience et de son instruction, pour la conservation des cheveux.

« La propreté, dit-elle, est l'âme de la toilette comme de la santé; votre soin principal, en s'adressant aux dames, doit être de tenir votre chevelure extrêmement propre. »

On doit démêler tous les matins les cheveux avec un peigne dit démêloir, que l'on doit tirer d'aplomb, afin de ne pas les embrouiller, et diviser auparavant les cheveux par mèches, parce qu'ils sont plus faciles à être peignés ainsi qu'en masse. Après que les cheveux sont bien démêlés, on y passe un peigne fin en ivoire, et l'on finit par les brosser légèrement avec une brosse en crin doux, afin d'enlever tout à fait les écailles que le peigne a détachées et qui peuvent être interposées entre les cheveux. En général, on ne doit faire usage du peigne d'ivoire que tous les huit jours, quand les cheveux sont très-longs et non huileux ou gras. Dans le cas contraire, on doit y recourir tous les trois ou quatre jours, et finalement, quand ils sont naturellement couverts d'une pellicule blanchâtre, on doit les peigner au peigne d'ivoire tous les jours et les décrasser souvent. C'est dans ces circonstances que la tête réclame impérieusement les soins du coiffeur. Dans tous les cas, on ne doit jamais se servir d'un peigne métallique ni pour les peigner ni pour les relever. Le soir, avant de se coucher, on doit détacher les cheveux, en ôter les épingles et en secouer légèrement les mèches, les démêler et les natter proprement; ce dernier point est important. En sortant du bal ou de tout autre lieu où la poussière s'est fixée sur vos cheveux, ainsi qu'après les longues promenades, on doit les détacher, les démêler, les essuyer proprement, les passer au peigne d'ivoire et les enduire avec un peu d'huile aromatique, car presque toujours, la poussière ayant desséché le cheveu, il paraît rude et peu souple. Quant aux hommes, après des courses à cheval ou des nuits passées au bal, nous leur conseillons de se bien brosser la tête et de la laver ensuite avec de l'eau tiède, dans laquelle on met quelques gouttes d'une eau aromatique. Lorsque la tête sera bien séchée, on enduira les cheveux avec une huile aromatique, principalement avec celles qui sont propres à leur rendre la partie huileuse que la poussière leur a enlevée et à exercer en même temps une action tonique.

Il est très-important de ne jamais couvrir la tête, les cheveux étant humides; car outre qu'il en résulte qu'ils acquièrent alors une très-mauvaise odeur, qui ne se dissipe pas aisément, cette humidité produit des maux de tête plus ou moins intenses, des maux de dents, etc. Cet inconvénient est beaucoup plus grave chez les femmes, parce que, les cheveux étant bien plus longs et bien plus touffus, il en résulte qu'ils sont aussi bien plus difficiles à sécher, surtout quand on pratique soi-même cette opération, quels que soient les soins qu'on en prenne. Il n'en est pas de même lorsqu'elle est faite par un coiffeur intelligent, qui sait pénétrer avec des linges chauds sur tous les points et en opérer la dessiccation complète. Chez les hommes qui portent les cheveux courts, cette dessiccation s'opère bien plus promptement; mais il faut avoir soin, pendant l'hiver, de ne pas sortir de chez soi avant qu'elle n'ait été parfaite, à cause des accidents graves qui peuvent en résulter.

Dégraissage des cheveux.

Nous avons dit que les cheveux étaient enduits plus ou moins d'une subtance huileuse; si l'on ajoute à cela qu'il est aussi des individus qui transpirent plus ou moins, il en résulte que l'humeur de la transpiration, qui est séparée du sang dans la peau par des vaisseaux exhalants, et qui est formée, d'après Thénard, de :

Acide acétique ou vinaigre ;
Hydrochlorate de soude (sel marin) ;
Hydrochlorate de potasse (peut-être) ;
Phosphate terreux ;
Oxyde de fer (un atome) ;
Matière animale (quant. inappr.) ;

Berzelius y admet :

L'acide lactique ;
Du lactate de soude ;

il en résulte, dis-je, que cette humeur, en s'évaporant, laisse pour résidu sur le cuir chevelu de ces divers sels. Cet oxyde et cette matière animale qui, s'y trouvant accumulés, produisent cette substance qui est connue sous le nom de crasse, laquelle communique une mauvaise odeur aux cheveux, attaque le bulbe pileux et intercepte la transpiration cutanée. On remarque cet effet principalement chez les personnes qui transpirent beaucoup et qui portent constamment leur tête couverte. Il en est chez lesquels les cheveux sont comme huilés et presque adhérents les uns aux autres. Chez d'autres, cette crasse amène la chute des cheveux, et par suite la destruction du bulbe pileux; il en est enfin qui éprouvent des maux de tête plus ou moins violents, lorsque leur tête n'est pas bien propre. De ces divers faits, nous croyons devoir conclure que le dégraissage des cheveux et la propreté de la tête ne sauraient trop être recommandés.

On a proposé divers moyens pour enlever la crasse et nettoyer la peau et les cheveux. Les uns ont employé l'eau ou chaude ou froide, les autres l'eau-de-vie, quelques-uns l'eau de Cologne, l'eau de lavande, de romarin, de thym, de jasmin, de vanille, etc. (Je dois faire connaître ici qu'il est maintenant bien démontré que l'emploi prolongé des eaux spiritueuses appliqué aux cheveux, n'importe dans quel but, que ce soit pour les décrasser, pour les parfumer ou pour les faire croître, les blanchit de bonne heure.) Tous ces moyens n'ont été qu'empiriques, vu qu'on n'avait point encore étudié les principes constituants des cheveux; c'est donc dans cette circonstance que nous devons recourir à la chimie.

Nous avons déjà vu que l'eau pure, même à une température égale à celle de l'eau bouillante, était sans action sur les cheveux; il est donc inutile de recourir à ce moyen, qui ne peut tout au plus que ramollir la crasse et la rendre plus facile à enlever. Quant à l'eau-de-vie, son action est également nulle; nous ne parlerons de celle de l'eau de Cologne que pour faire connaître que l'expérience a prouvé que son usage prolongé faisait blanchir les cheveux ; c'est sans doute en les dépouillant de la partie huileuse colorante qui doit se dissoudre dans les huiles volatiles qu'elle contient. Il paraît que les autres eaux spiritueuses produisent le même effet, puisque le docteur Hagendorn a rapporté l'observation d'une femme dont les cheveux devinrent blancs pour s'être frotté pendant quelque temps la tête avec une eau spiritueuse. Quant à l'action de l'eau de savon, elle est bien différente des autres moyens indiqués. On sait que tous les savons sont alcalins ; c'est donc cet excès d'alcali qui s'empare de l'enduit huileux qui recouvre les cheveux, ainsi que la matière animale qui se trouve unie à la crasse ; on voit qu'ici la théorie est d'accord avec la pratique. On doit employer l'eau de savon un peu tiède, et la préparer avec du savon blanc, ou, mieux, avec quelques gouttes d'essence de savon ; nous croyons que l'essence est préférable, attendu qu'elle se dissout mieux dans l'eau. Avant d'en faire usage, il faut brosser soigneusement les cheveux, y passer le peigne à démêler, d'abord sec, ensuite trempé dans cette eau de savon chaude, et continuer ainsi à les bien nettoyer. Après cela, on doit bien essuyer les cheveux et les sécher autant que possible avec des linges chauds, en ayant soin de n'y ajouter ensuite aucune huile odorante, ni de l'eau de Cologne ; l'huile ne ferait qu'en retarder la dessiccation. On se sert aussi avec avantage du jaune d'œuf, que l'on écrase ; on en enduit la main, que l'on passe adroitement sur les cheveux ; nous avons également obtenu de très-bons résultats du fiel de bœuf récent et employé comme le jaune d'œuf.

Lorsque la tête des enfants est couverte de croûtes, on doit prendre les moyens les plus doux pour les enlever peu à peu, en employant à cette opération un temps suffisant, car, si on les arrachait, on enlèverait en même temps le bulbe des cheveux; et, alors, à mesure que les enfants grandissent, leurs chevelures restent rares et peu épaisses. Pour obvier à cet inconvénient, on aura soin de frictionner tous les matins la tête des enfants avec de l'huile d'olive fine de Provence, les autres huiles étant trop fluides, trop ténues, et présentant l'inconvénient de se dessécher trop tôt.

CHAPITRE XI.

Maux d'yeux provenant de la suppression et de la répercussion de la transpiration insensible du cuir chevelu, par suite de la coiffure en cheveux et des ablutions d'eau froide sur la tête. — Moyens préservatifs. — Moyens curatifs.

Nous avons vu dans l'un des chapitres précédents que la mode de la coiffure en cheveux ne convenait pas dans les régions froides de la France, à cause de la suppression de la transpiration insensible du cuir chevelu, qui, étant répercutée sur les divers organes de la tête, occasionne, de nos jours, ces affections cérébrales si multipliées chez les enfants encore en bas âge, et quelquefois même chez les adultes; ces affections rhumatismales de la tête, qu'on prend souvent pour des douleurs de la tête et des migraines; ces vives douleurs d'oreille, ces névralgies faciales si fréquentes chez nos petites maîtresses, et ces douleurs de dents atroces, et la chute prématurée de cet organe indispensable à la mastication.

Nous allons voir que c'est encore cette même suppression de la transpiration insensible qui, étant répercutée sur l'organe de la vision, détermine ces maux d'yeux de toute espèce qui troublent et obscurcissent la vue, et quelquefois finissent par la détruire complétement.

C'est évidemment par suite de cette suppression, soit qu'elle provienne de l'habitude d'aller nu-tête ou de l'usage de l'eau froide pour se laver le crâne (coutume qui s'est introduite à Paris depuis la mode des cheveux courts), que se manifestent si fréquemment les *ophthalmies spontanées* et *aiguës*, qui détruisent quelquefois le globe de l'œil dans quelques jours seulement, ainsi que ces *ophthalmies chroniques* et *invétérées* qui résistent à presque tous les traitements; ces *ulcérations profondes* de la cornée transparente, si difficiles à guérir, qui laissent toujours après elle une tache plus ou moins grande, et plus ou moins blanche, nommée *albugo*, qui se perpétue indéfiniment, obscurcit et intercepte la lumière, et détruit l'harmonie dans les traits du visage; ce renversement des cils en dedans du globe de l'œil, nommé *trichiasis*, accompagné d'un clignotement continuel et de douleurs plus ou moins vives; ces fistules lacrymales avec larmoiement abondant et puriforme, qui finissent par désorganiser les parties environnantes et frapper les os de carie;

ces tumeurs dures, rénitentes, de la cornée, qui, peu à peu, viennent faire saillie entre les paupières, les empêcher de se fermer et les rougir, ce qui rend l'œil si difforme qu'il défigure à jamais la personne assez malheureuse pour être affectée de cette maladie, appelée *staphylôme*, et cette tuméfaction de la cornée, bien plus grave que la précédente, qui se manifeste avec dureté et douleurs profondes du globe de l'œil, qui va en se tuméfiant et se désorganisant de plus en plus, qui se change en une substance molle, fongueuse, et enfin qui se complique de douleurs violentes qu'on connaît sous le nom de *cancer;* cette opacité du cristallin, si facile à dissoudre dans le principe, et si difficile à faire disparaître lorsqu'elle est bien formée; qui entraîne toujours après elle la cécité de l'œil qui en est affecté, et à laquelle ne remédie pas toujours l'opération, quel que soit le talent de l'opérateur, attendu que ce genre d'opération se trouve accompagné de tant de chances d'insuccès qu'elle échoue le plus souvent, et même que, quand elle réussit, ce n'est jamais complétement. Cette maladie est celle qu'on désigne sous le nom de *cataracte*. Les affections si communes de la rétine, qui se portent plus particulièrement sur l'un des deux yeux, et qui finissent presque toujours par le paralyser en diminuant de plus en plus sa sensibilité, sont la cause de la perte de la vision de cet organe, ce qui constitue l'*amaurose* (*goutte sereine*).

Il est encore à remarquer que, dans les pays secs et chauds, les maux d'yeux sont bien moins fréquents que dans les lieux humides et froids, tels que la Hollande, et que la *cataracte*, si rare sous les températures chaudes et sèches, est bien plus fréquente dans les pays humides.

Il est donc bien avéré que cette grande

quantité de maux d'yeux doit faire bien des borgnes; aussi en est-il un grand nombre qui encombrent les rues de la capitale, et, en effet, il faut convenir que dans cette vaste cité il y a bien des gens qui n'y voient que d'un œil.

Nous joignons ici les préceptes suivants comme moyens préservatifs des maladies des yeux : en même temps nous indiquons, pour les guérir, plusieurs recettes dont l'efficacité nous est confirmée par l'emploi que nous en avons fait dans notre pratique journalière.

Les moyens préservatifs sont les suivants :

De ne pas les exposer subitement à une grande clarté au moment du réveil, et de ne les mettre en contact avec la lumière que graduellement ;

De ne pas les frotter rudement, ce qui les irrite et détermine la rougeur, le larmoiement, et si les yeux sont déjà affectés d'inflammation, elle s'aggrave et se prolonge ; la sensibilité de cet organe est si vive que la plus légère contusion est toujours dangereuse. Cependant si les yeux, au moment du réveil, se trouvent en état de torpeur, on peut alors passer légèrement le doigt sur les paupières ; mais s'il y a difficulté à les ouvrir on les humectera avec un peu de salive ou de l'eau fraîche, surtout si la cause provient de la chassie qui a collé les cils pendant la nuit.

Si l'œil n'est qu'irrité ou affecté d'une légère inflammation, on ne doit pas le soustraire à la lumière et encore moins le surcharger de compresses et de corps médicamenteux, qui, en cumulant le calorique dans cette partie, aggravent tellement la maladie qu'elle dégénère en inflammation vraie. En pareil cas, un léger auvent de taffetas vert (garde-vue) suffit pour garantir les yeux du grand éclat de la lumière, de l'air froid, humide, et du vent.

De se laver les yeux le matin avec l'eau fraîche, celle de fontaine ou de rivière est préférable. Il est bien de pratiquer ces lotions dans tous les pays ; mais c'est indispensable dans les endroits où les vents soulèvent une poussière constante, dans ceux où des brouillards fréquents et malsains couvrent l'atmosphère, dans ceux où des exhalaisons méphitiques, surtout celles qui proviennent de substances animales qui, en s'attachant au globe de l'œil, l'irritent, l'enflamment et produisent ces ophthalmies rebelles si difficiles à guérir. Après s'être lavé, on essuiera les yeux avec les doigts ou avec un linge propre et fin, mais jamais avec une éponge. Si la tête est en transpiration, on attendra pour laver les yeux avec l'eau fraîche que cette transpiration ait cessé ; et si on se sert d'une œillère, on aura soin de la prendre bien plus grande que le globe de l'œil, afin de l'enlever avec facilité, parce qu'étant trop étroite elle ne se détacherait de l'œil qu'avec peine, et agirait sur cet organe à la manière de ventouse.

De ne pas fixer longtemps des corps brillants et lumineux, parce qu'ils rendent la vue obtuse, diminuent peu à peu la sensibilité de la rétine, et déterminent la goutte-sereine (amaurose). Ces corps sont le soleil, la lune, tout ce qui étant poli réfléchit la lumière, comme les glaces, etc.; la lumière artificielle, surtout celle qui est produite par le gaz, est très-dangereuse; il en est de même de celle qui est réfléchie par des verres en forme de globe, comme dans les lampes à la Carcel; une grande blancheur et une profonde obscurité produisent les mêmes résultats; par exemple l'éclat de la neige, un travail constant et assidu dans l'obscurité, affaiblissent également la vue.

Tout ce qui porte le sang à la tête en trop grande abondance concourt encore à la formation des maladies des yeux : les boissons spiritueuses, les aliments de haut goût, le défaut d'exercice, une grande contension d'esprit, la position habituellement assise, les vêtements compressifs, etc.

Après avoir donné quelques préceptes pour conserver les yeux le plus longtemps possible dans l'état sain, je dois également désigner ici les premiers moyens à employer pour combattre la plus fréquente des maladies de l'organe de la vue : je veux parler de l'inflammation des paupières et de celle de l'extérieur du globe de l'œil, ce qui constitue l'ophthalmie simple. Une infinité de causes peuvent produire cette maladie, mais celles qui se présentent le plus fréquemment sont le coup d'air froid sur le globe de l'œil, l'embarras d'estomac, la suppression d'une hémorrhagie habituelle, le relâchement et l'engorgement des vaisseaux sanguins, une légère contusion portée sur le globe de l'œil, un corps introduit sous les paupières, un cil renversé en dedans du globe de l'œil.

Si l'ophthalmie est produite par un coup d'air froid, elle guérit ordinairement en quelques jours, par l'emploi des sudorifiques pris intérieurement, tels qu'une légère infusion de fleurs de sureau, en gardant la diète et en lavant l'œil dans un verre d'eau dégourdie où l'on aura mis cinq ou six gouttes d'extraits de saturne (acétate de plomb).

Si la bouche est mauvaise et que l'individu qui est atteint de mal d'yeux n'ait pas d'appétit, quelques jours de diète, plusieurs lavements, composés avec une poignée d'herbe de mauve et de pariétaire, et un ou deux purgatifs avec 60 grammes de sel d'epsom (sulfate de magnésie), suffiront pour faire disparaître la maladie.

Si l'ophthalmie se manifeste peu de

temps après la suppression d'un saignement de nez habituel, des hémorrhoïdes fluentes ou des menstrues, l'application d'une vingtaine de sangsues au fondement, l'eau de groseille en boisson et la diète suffiront pour la combattre.

Les sujets faibles, cacochymes, blonds, dont les sourcils sont peu fournis et les cils rares, sont sujets à l'ophthalmie variqueuse. On résoudra l'engorgement des vaisseaux sanguins par l'usage d'un collyre astringent. A cet effet on lavera l'œil plusieurs fois le jour avec une dissolution de deux grains (10 centigrammes) de vitriol bleu (sulfate de cuivre) dans deux onces (60 grammes) d'eau de fontaine.

Si le mal d'yeux provient d'un corps étranger introduit sous les paupières, on l'enlèvera en relevant la paupière supérieure et en portant dessous, entre elle et le globe de l'œil, un anneau uni, d'or ou d'argent, à demi usé, après l'avoir attaché à un fil, en le dirigeant de l'angle externe de l'œil à l'angle interne.

Un cil renversé en dedans du globe de l'œil en l'irritant sans cesse produit l'ophthalmie simple; avec une très-petite pince et un peu d'attention, on arrachera le cil, et, après l'avoir arraché, on aura soin de laver la partie avec de l'eau tiède, et la maladie disparaîtra promptement.

Si l'ophthalmie est simple et légère, on doit observer le repos dans un lieu où le grand jour n'arrive pas, prendre des boissons délayantes, telles que l'eau de chiendent, d'orge, de riz; mais si elle est forte, il faut alors avoir recours à la diète, au repos absolu, à la privation de la lumière, aux lavements faits avec la mauve, la pariétaire et le miel, aux sangsues appliquées à la face interne des cuisses, à l'anus, derrière les oreilles, aux apophyses mastoïdes, aux sels neutres, tels que celui d'epsom, la crême de tartre, le sel de glauber, etc., à des collyres mucilagineux, comme l'eau de mauve, de lin, etc. Lorsque l'irritation et l'inflammation ont diminué, il faut alors avoir recours aux collyres excitants, résolutifs et astringents.

On emploiera, à cet effet, les collyres suivants, avec lesquels on pansera l'œil malade une, deux et même trois fois le jour.

COLLYRES ASTRINGENTS.

RECETTE.

Prenez Kina en poudre, 25 centigram. (5 grains).
Eau distillée, 30 grammes (1 once).
Mêlez bien.

AUTRE.

Pr. Cachou en poudre, 50 centigr. (10 grains).
Eau distillée, 45 grammes (1 once 1/2).
Mêlez bien.

AUTRE.

Pr. Carbonate de fer, 30 centigr. (6 grains).
Eau distillée, 30 grammes (1 once).
Mêlez bien.

AUTRE.

Pr. Alun en poudre, 25 centigram. (5 grains).
Eau distillée, 30 grammes (1 once).
Mêlez bien.

AUTRE.

Pr. Sulfate de fer, 25 centigram. (5 grains).
Eau distillée, 30 grammes (1 once).
Mêlez bien.

COLLYRES EXCITANTS.

Pr. Camphre, 25 centigrammes (5 grains).
Jaune d'œuf, 8 grammes (2 gros).
Eau distillée, 60 grammes (2 onces).

AUTRE.

Pr. sulfate de zinc, 30 centigram. (6 grains).

Eau distillée, 60 grammes (2 onces).
Mêlez bien.

COLLYRES RÉSOLUTIFS.

Pr. Acétate de plomb, 25 centigr. (5 grains).
Eau distillée, 60 grammes (2 onces).
Mêlez bien.

AUTRE.

Pr. Sulfate de cuivre, 25 centigr. (5 grains).
Eau distillée, 60 grammmes (2 onces).
Mêlez bien.

Je dois ajouter que beaucoup de maux d'yeux, qui avaient résisté à tous les traitemens connus, ont parfaitement guéri par l'application de la méthode résolutive que nous avons publiée en 1838, dont on trouve un extrait dans notre *Traité d'hygiène des yeux et de la santé en général*, qui a paru en 1843, lequel se rencontre à notre domicile et chez tous les libraires.

CHAPITRE XII.

Inconvénients qui résultent de l'emploi de certaines recettes à la mode pour colorer les cheveux. De celles dont on peut se servir sans danger.

L'art de teindre les cheveux nous est venu de l'Asie, et, parmi les nations qui ont adopté la coutume de les colorer, le peuple persan est celui qui y attache le plus d'importance; c'est lui surtout qui met un très-grand prix à une belle chevelure et à une grande barbe noire.

Les femmes, en France, le plus attachées au désir de briller et de plaire par les grâces du bel âge, qui s'obstinent à ne pas mettre de terme à cette prétention, cherchent à masquer les ravages du temps par la coloration de leurs cheveux, et, sans prévoir les maux auxquels elles s'exposent, elles emploient diverses pommades préparées avec le plomb, l'argent, le bismuth, le mercure, etc., nécessairement très-pernicieuses; mais la nature, toujours en opposition avec ces sortes de subterfuges, est prompte à les déceler; et c'est en vain qu'une physionomie sexagénaire donne à ses cheveux blanchis par les ans les couleurs de l'adolescence ou de la jeunesse.

Le docteur Alibert rapporte avoir observé, pendant le cours de sa longue pratique, beaucoup d'accidents frénétiques, la folie même, succéder à l'imprudent emploi de ces dangereux cosmétiques, dont le but avait été de faire disparaître certaines éruptions qui s'étaient fixées sur l'organe cutané.

Cependant, nonobstant les avis des hommes de l'art les plus célèbres, et tout ce que la médecine la plus éclairée a pu signaler de dangereux relativement à l'emploi de ces moyens funestes, il existe encore de nos jours bien des personnes qui, poussées par le désir de plaire et de se rajeunir, n'en emploient pas moins toutes les préparations qu'elles trouvent à leur portée pour changer la couleur de leurs cheveux, quelque graves que puissent être pour leur santé les inconvénients qui peuvent résulter de l'emploi des recettes à la mode ; et cela sans distinguer, parmi celles dont elles font usage, les substances dont l'application entraîne des maux sérieux de celles qui ne laissent après elles aucune trace.

Ainsi, après avoir exposé les inconvénients qui résultent de l'emploi des diverses préparations cosmétiques qui n'ont pour base que des minéraux plus ou moins délétères; démontré que l'action de ces minéraux sur les divers organes peut occasionner des maux graves, et même l'empoisonnement; fait remarquer que la plupart de ces préparations sont facilement absorbées par le cuir chevelu et agissent alors de la même manière que si on les prenait par la bouche; pour prévenir d'aussi funestes effets et rappeler en même temps qu'en faisant ce travail je n'ai jamais eu l'intention de proscrire les modes, mais seulement de signaler celles qui peuvent nuire, j'indique ici plusieurs récettes dont l'usage n'expose à aucune sorte de danger et au moyen desquelles on peut cependant obtenir le changement des couleurs de cheveux qui déplaisent et y substituer une nuance plus foncée. D'un autre côté, cette indication rend évident qu'en cela, comme en toute chose, je n'ai point de système exclusif.

Plusieurs personnes donnent à leurs cheveux la couleur noire en la peignant d'abord avec un peigne de plomb et en faisant après des lotions sur leurs cheveux avec du vin blanc, dans lequel on a fait infuser à chaud, pendant quelques minutes, l'écorce de saule.

D'autres se graissent la tête avec de l'huile dans laquelle elles ont fait macérer des feuilles de viorne (*clématite, flanemule, aube-vigne, vigne blanche, herbe aux gueux*). On emploie encore à cet effet plusieurs végétaux qui contiennent du tannin; des préparations ferrugineuses auxquelles on associe l'indigo, un peu de noir d'ivoire ou de liége brûlé. On fait aussi usage des écorces du noyer, de grenade, de sumac, de fèves, de galles de cyprès, dites *cônes*, des grappes de lierre commun, etc.

PRÉPARATIONS POUR COLORER LES CHEVEUX EN NOIR.

RECETTE.

Prenez Noix de galles d'Alep mises en poudre grossière, 120 grammes (4 onces).

Faites bouillir à petit feu, dans 150 grammes (5 onces) d'huile d'olive fine récente, jusqu'à ce que le tout soit réduit à une pâte molle; faites bien sécher et réduisez en poudre très-fine.

Ajoutez, charbon de saule en poudre 120 grammes (4 onces).

Sel blanc de cuisine en poudre très-fine, 120 grammes (4 onces).

Ecorce de citron ou d'orange réduite en poudre, 30 grammes (1 once).

Faites bouillir le tout dans 1 kilogramme 1/2 (3 livres) d'eau jusqu'à consistance de pommade.

Le soir en vous couchant, prenez-en gros comme une noix, frottez-en vos cheveux, couvrez votre tête avec un bonet et laissez bien sécher. Le lendemain matin, si les cheveux sont bien secs, passez le peigne par-dessus. Pour entretenir les cheveux dans une belle couleur noire, on a soin de réitérer l'application de cette pommade une fois par semaine.

AUTRE.

Pr. Feuilles de viorne (clématite), 30 grammes (1 once);
Huile d'olive fine, 90 grammes (3 onces).
Faites macérer à la température de l'eau tiède pendant douze jours; frottez vos cheveux avec cette huile tous les soirs en vous couchant.

NOTA. On peut préparer de la même manière les autres végétaux désignés ci-dessus.

AUTRE.

Pr. Blé froment, 120 grammes (4 onces).
Ecorce de grenade en poudre, 30 grammes (1 once).

Huile d'olive fine et récente, 1/2 kilogramme (1 livre).

Faites bouillir le tout jusqu'à ce que les grains de blé soient noirs; ensuite pilez le tout dans un mortier, passez le mélange à travers un linge, appliquez-en gros comme une noisette sur vos cheveux le soir en vous couchant.

AUTRE.

Pr. Noix de galles de cyprès en poudre (cônes), 90 grammes (3 onces).

Huile d'olive fine, 4 hectogr. (12 onces).

Faites bouillir sur un feu doux pendant six heures. Oignez vos cheveux avec cette huile.

CHAPITRE XIII.

Des odeurs ; de leur action sur les nerfs ; de celles qui sont utiles et salutaires, dont on peut faire usage.

Les odeurs avec lesquelles nos dames parfument leurs cheveux ne sont pas les seules dont elles fassent usage ; plusieurs d'entre elles, dans l'intention de masquer les effets de certaines exhalaisons désagréables qui proviennent de diverses incommodités dont elles sont affectées, telles que *l'ozène* (puanteur du nez) (1), *l'haleine forte* (puanteur de la bouche), soit que cette affection provienne du scorbut, de la carie des dents ou de la pose de dents postiches; *les sueurs âcres* (puanteur du corps), qui exhalent une odeur si désagréable, plus particulièrement chez les personnes dont les cheveux sont rouges ou blonds, lesquelles y sont bien plus sujettes que les personnes brunes; *les flueurs blanches*, suite des maladies de l'utérus, dont l'odeur est si infecte, etc. (Je dois prévenir les personnes atteintes de cette dernière affection que les médicaments quelconques employés pour la combattre restent inefficaces et échouent presque tous, et qu'il n'y a que les préceptes de l'hygiène qui contribuent le plus à la faire cesser.)

(1) C'est avec répugnance que je me suis servi du mot *puanteur*, mais nul autre ne pouvait en rendre l'idée complète; d'ailleurs *Martial* a dit longtemps avant nous : *C'est puer que d'être parfumé.*

Non-seulement toutes les personnes affectées des maladies que nous venons de citer emploient des substances qui répandent des odeurs très-fortes pour dissimuler celles qui résultent de ces maladies, mais il y en a encore une infinité d'autres, qui, sans être atteintes de semblables affections, s'en servent uniquement par coquetterie et pour obéir à la mode.

Ces substances sont : le musc, la civette, l'ambre, la vanille, les esprits, les différentes sortes d'huiles essentielles et volatiles, les teintures, les extraits, les poudres odoriférantes, les diverses eaux spiritueuses; certaines plantes ou fleurs aromatiques, telles que la lavande, le thym, le romarin, la menthe, l'anis, le jasmin, la jonquille, la tubéreuse, l'héliotrope, la rose, l'aspic, le patchouli, le vétiver, la cassie, etc.

Ces diverses substances agissent plus ou moins sur le système nerveux, l'agacent, l'irritent, et occasionnent ce nombre incalculable de maux de nerfs qui tourmentent constamment les personnes qui en font usage ; car les odeurs affectent non-seulement le système nerveux, mais elles attaquent encore le cerveau et déterminent des maux graves, tels que spasmes, convulsions, syncopes, etc. Or, les odeurs, étant des particules qui s'élèvent continuellement de la surface des corps, se dissolvent dans l'air et forment autour des corps d'où elles émanent une véritable atmosphère. Ainsi volatilisées elles se portent dans les narines, titillent la membrane pituitaire, et impriment sur les nerfs olfactifs la sensation par laquelle nous les percevons. La plupart d'entre elles vicient l'air que nous respirons, soit en augmentant la proportion d'acide carbonique qui entre dans sa composition, soit en diminuant d'autant celle du gaz oxygène qui est l'air vital. Je dois faire observer cependant ici que toutes les odeurs ne sont pas nuisibles, et que même il y en a de salutaires, qui, répandues dans l'air, le purifient et le rendent plus salubre; telles sont par exemple les odeurs acides et acerbes, provenant soit du vinaigre, soit du tan. Je désignerai, à cet effet, la teinture de benjoin étendue d'eau (lait virginal), le vinaigre, les eaux de mélisse des Carmes, de fenouil, étendues dans une certaine quantité d'eau, le vinaigre aromatique, celui de lavande, celui dit des quatre voleurs, le baume sec du Pérou, celui de la Mecque, la myrrhe, l'encens, les pastilles odorantes, la poudre de tan. Je dois ajouter que toutes ces substances étant brûlées assainissent les localités dont l'air est vicié, et que la poudre de tan, répandue dans les appartements, remédie aux mauvais effets de l'humidité.

CHAPITRE XIV.

Des vêtements compressifs chez la femme.

Nous avons dit précédemment que les vêtements compressifs étaient généralement nuisibles ; or, ceux de la femme se composent de diverses pièces dont elle ne fait usage que pour serrer, comprimer et torturer toute l'étendue de son corps. Tels sont, entre autres, parmi plusieurs que nous signalons dans ce chapitre, le corset, le corps à baleine et le busc; mais comme ces dernières pièces ne viennent qu'après plusieurs autres qui les ont précédées, nous allons d'abord nous occuper des plus anciennes.

§ 1er.

Du zona.

Dans le principe on ne se servait pas de corset, et les femmes ne faisaient usage que d'une simple tunique de laine nommée *zona,* qu'elles liaient sous les seins pour les maintenir; cette tunique servait en même temps à soutenir la taille et à tenir le tronc dans une rectitude convenable, sans gêner les mouvements du corps. Jusque vers le XIIe siècle elle a été l'unique costume des dames européennes. Cette ceinture rehaussait la beauté et ne dégradait pas la nature; mais ayant voulu s'en servir pour redresser la taille et la rendre plus svelte, on la garnit de morceaux de bois aplatis, de baleines et de plaques de fer ; on en fit alors une véritable cuirasse, qui, au lieu de prévenir les difformités, non-seulement les aggrava, mais en fit naître de nouvelles.

§ 2.

Des éclisses.

Montaigne dit que sous Charles IX les femmes portaient des *éclisses ;* c'étaient des plaques de bois qu'elles serraient fortement sur les côtés pour avoir la taille fine et dégagée ; les parois de la poitrine en étaient si pressées que la peau se durcissait au point de devenir presque aussi calleuse que de la corne. Les femmes souffraient patiemment ce genre de torture, parceque la mode l'exigeait.

§ 3.

Du corset, du corps à baleines et du busc.

Aux éclisses succédèrent *le corset, le corps à baleines* et *le busc*. Ces différentes pièces de vêtements, en comprimant les côtes, gênent les mouvements de la poitrine et rendent la respiration aussi pénible que laborieuse; la direction qu'on leur donne est tout à fait en opposition avec la forme de la poitrine, car celle-ci présente un cône dont la base est en bas, et le corps à baleine ainsi que le corset en ont une autre en sens inverse. Cette forme contre nature, jointe à l'inflexibilité des corps durs, comprime tous les muscles du tronc ainsi que les viscères de la poitrine et de l'abdomen. La compression de ces viscères, et surtout ceux de la poitrine, produit des maladies organiques plus ou moins graves ; celle des muscles diminue nécessairement leur force, et la pression exercée sur les mamelles les rapproche, les déforme, augmente ou diminue leur volume, et engendre les tumeurs, le squirrhe et le cancer.

A la difformité de la gorge se joignent, ce qui est bien pire encore, l'oppression, les spasmes, les évanouissements et les convulsions. Quoique ces infirmités ne soient souvent que momentanées et qu'elles disparaissent aussitôt qu'on desserre les vêtements compressifs, ceux-ci peuvent occasionner encore des maladies bien plus graves, comme le délabrement de l'estomac, les hernies, les apoplexies ; et chez les jeunes personnes, la phthisie pulmonaire, ainsi que nous l'avons déjà fait remarquer.

C'est surtout dans l'enfance que l'usage des buscs et des corps à baleines est le plus dangereux, puisque c'est spécialement à cette époque de la vie qu'on s'en sert dans la vue de former la taille. Aussi l'inconvénient le plus ordinaire de leur application chez les jeunes demoiselles est de rendre l'épaule droite plus volumineuse que la gauche. Les mères, en soumettant leurs filles en bas âge aux lois tyranniques de la mode, peuplent la société d'une infinité de personnes atteintes de difformités.

Nos dames se servent encore des mêmes appareils pour déprimer l'abdomen, soit qu'elles veuillent diminuer son accroissement dans les premiers mois de la grossesse, ce qui produit de fréquents accouchements prématurés, soit qu'elles cherchent à masquer le développement qu'il acquiert par l'effet de l'embonpoint et des grossesses multipliées.

Malgré l'époque du retour de l'âge, on voit des dames favoriser le développement des obstructions auxquelles elles sont alors plus exposées, en cherchant à se procurer une taille svelte et à maintenir la conservation de certains appas dont le propre est alors de se flétrir. De la compression du bas-ventre résultent des flueurs blanches, des varices et des congestions sanguines vers le système de la veine-porte, dont le fameux *Stahl*, d'après *Galien*, faisait découler tant de maux : *Vena porta, porta malorum* (de la compression de la veine-porte surgissent une infinité de maux). Après avoir parlé des éclisses, du corset, du corps à baleines et du busc, je dois dire un mot des colliers et des jarretières.

CHAPITRE XV.

Du collier et des jarretières

Après avoir signalé, dans le chapitre précédent, les graves inconvénients occasionnés par les diverses espèces de vêtements compressifs, il me reste à parler des effets du collier et des jarretières, auxquels les dames attachent un grand prix et dont elles font le plus grand cas pour leur parure.

De tous les ornements dont la femme se sert pour rehausser l'éclat de son teint, le collier trop serré est, sans contredit, celui qui est le plus dangereux.

Cette parure si à la mode autrefois, dont la plupart des femmes du Nord ont fait justice, orne encore aujourd'hui le cou de nos dames méridionales et de presque toutes les femmes qui habitent les régions chaudes de l'Asie, de l'Afrique et de l'Amérique. Ces dames, au teint brun, basané même, font de la couleur rouge un choix de prédilection. A cet effet elles emploient de préférence le corail rouge, l'une des plus belles productions de la mer, pour leur servir d'ornement.

Les colliers trop serrés, en pressant le cou avec violence, gonflent le visage, gênent la circulation, compriment les veines jugulaires placées sur les parties latérales du cou, et, comme celles-ci ramènent au cœur le sang qui a été porté au cerveau par les carotides, il s'ensuit des congestions sanguines dans cet organe si essentiel, qui déterminent des douleurs de tête, des névralgies, des attaques d'hystérie, des vertiges, de l'embarras dans les idées, la stupeur, l'apoplexie, etc.

Pour ce qui est des jarretières trop serrées, que quelques-unes de nos dames portent encore sous le genou, elles ont l'inconvénient de ralentir la circulation, de déformer les mollets, de gorger les malléoles et de disposer aux varices, aux ulcères atoniques et invétérés des jambes, ainsi qu'à l'enflure et à la grosseur extraordinaire de ces extrémités.

Les parties dont je viens de signaler les inconvénients, et dont il est parlé dans les chapitres précédents et dans celui-ci, donnent, à la vérité, plus de finesse à la taille, dessinent mieux les formes, mais occasionnent des maux infiniment plus grands que les agréments qu'on en retire. J'engage donc les personnes du beau sexe à les abandonner pour toujours. La raison a proscrit, dans tous les temps, les vêtements ainsi que les ornements gênants et douloureux, mais la mode et les préjugés, bien plus puissants que la raison, en ont perpétué l'usage.

Si nos dames, dans leur parure, prenaient les Romaines pour modèle, elles verraient que celles-ci, en rehaussant l'éclat de leur beauté, étaient toujours en rapport avec la nature : la plupart d'elles n'auraient pas à regretter, même dans leur printemps, des attraits qu'elles flétrissent prématurément par le désir d'en augmenter la fraîcheur et la beauté.

CHAPITRE XVI.

Considérations générales sur la chaussure.

Après avoir signalé le danger qui résulte de l'usage des diverses pièces qui composent la toilette des dames, il me reste à parler de leur chaussure.

Dans le principe, l'homme et la femme marchaient nu-pieds comme les animaux ; mais, moins couverts et plus sensibles qu'eux, ils cherchèrent à se garantir des corps durs qu'ils rencontraient et des vives impressions atmosphériques : de là l'invention de la chaussure..

D'abord on employa les feuilles et l'écorce de certains arbres, ainsi que les nègres et les habitants pauvres le pratiquent encore dans certaines parties de l'Ile-de-France. Par la suite on remplaça ces matières par des sandales; mais, celles-ci ne garantissant pas assez de l'humidité et du froid, l'habitant du Nord inventa les souliers de gros cuir et les bottes dont nous nous servons encore aujourd'hui. Si la mode n'avait pas altéré ce genre de chaussure commode et salutaire, l'art pédiculaire serait encore dans le néant; mais, pour avoir le pied plus mignon, on a transformé les souliers en véritables instruments de torture, et nos dames, pour paraître mieux chaussées, souffrent patiemment les douleurs de cette compression, la gêne qu'elle leur occasionne dans la marche et les accidents sans nombre qu'elle leur procure. Aussi ont-elles, en général, les orteils chevauchés, remplis de durillons et de cors douloureux, qui les contraignent bien souvent à garder la maison et quelquefois le lit. Il est évident que c'est l'étroitesse excessive de la chaussure qui produit ces incommodités et qui cause la difformité des pieds.

S'il fallait passer en revue toutes les chaussures que l'art a inventées, nous en verrions toujours de plus en plus bizarres. On leur a donné toutes les formes : les unes étaient rondes, les autres courbes, et les autres pointues, recourbées par le bout en forme de bec de canne.

§ 1er.

De la poulaine.

En 1285, sous Philippe-le-Bel, le bout de la chaussure fut poussé jusqu'à deux pieds de long, et le bec fut orné de deux longues cornes de figure grotesque; cette incommode et bizarre chaussure reçut le nom de *poulaine*. Tous ne pouvaient pas également faire usage d'une chaussure longue; elle désignait le rang et la qualité de celui qui la portait. Aussi de là naquit ce dicton populaire : *être sur un bon pied*.

Les souverains furent obligés de créer des lois somptuaires pour défendre cette mode.

A cette forme succéda celle des souliers qui avaient un pied de large; enfin la chaussure redevint ronde, et puis carrée.

§ 2.

Des hauts talons.

On s'est encore servi de cette partie de l'ajustement pour rehausser la taille ; à cet effet on adopta, en 1620, la mode des hauts talons; ils avaient jusqu'à six pouces de hauteur ; ils exposaient à des chutes fréquentes, et toute l'attention de ceux qui les portaient était employée à conserver dans leur démarche un équilibre que la rencontre du plus petit obstacle pouvait leur faire perdre.

L'extrémité de ces talons, plus aiguë chez les femmes, se prenait parfois entre deux pierres et avait l'inconvénient de faire dévier les pieds tantôt à droite, tantôt à gauche, et d'occasionner des chutes suivies de foulures, d'entorses et de fractures. Ce n'étaient pas là les seuls accidents produits par les talons pointus; car, en portant tout le corps des jeunes personnes en avant, ils leur courbaient la taille et les rendaient voûtées. Des hauts talons on passa tout à coup aux souliers plats, dont on se sert encore aujourd'hui. Jusques à quand sacrifiera-t-on les pieds à des chaussures aussi douloureuses et aussi incommodes !

CHAPITRE XVII.

Caractère de la femme.

Nous avons vu le beau sexe, à l'aide des vêtements gênants dont il se pare, donner à son corps une forme contre nature; nous l'avons vu donner une couleur empruntée à ses cheveux et varier sans cesse dans ses ajustements; ne pourrait-on pas affirmer, d'après cela, que la femme, née pour plaire, sacrifie tout à cet instinct ; que, dépassant à cet égard les bornes assignées par la raison et la nature, son esprit ne peut se rassasier du désir de briller, et que, sans ménagement pour sa propre conservation, pour le bonheur de l'époux aux destinées duquel son sort est à jamais lié, elle ne compte pour rien sa fortune, sa santé et sa vie, pour suivre un sentier plein d'écueils et d'affreux précipices?

Le désir de plaire a toujours dominé l'esprit de la femme et n'a cessé de diriger la plupart de ses actions. Loin de l'en blâmer, loin de la détourner d'un but que la nature lui a inspiré pour le bonheur même de la société, nous lui conseillerons, au contraire, de ne point laisser échapper les moyens qui y conduisent. Mais ces moyens existent-ils dans les prestiges et les illusions qu'elle se forge, et l'art de plaire consiste-t-il à masquer, sous des dehors imposteurs, ce qu'aucun moyen artificiel ne peut cacher ?

Ah! que la femme cultive son cœur et son esprit, qu'elle fixe la confiance et l'estime de ce qui l'entoure, et que, fière de la perte des attraits de la jeunesse, elle fasse sa gloire et son bonheur de les voir se reproduire chez les enfants auxquels elle a donné le jour; elle fera ainsi, en se tenant dans les limites que la nature lui a tracées, l'édification de sa famille et de toutes les personnes qui auront le bonheur de la connaître.

CHAPITRE XVIII.

Des cosmétiques. De ceux dont on peut faire usage sans danger.

Après avoir passé en revue tous les genres de folie relatifs aux costumes, on conçoit par avance que c'est de l'inutilité, disons mieux, du ridicule, et ajoutons encore des dangereux effets des cosmétiques, dont je veux ici parler.

Reproduits sous mille formes différentes, blâmés par les médecins de tous les âges, dédaignés des personnes qui ont le plus honoré leur sexe par des qualités distinguées, on les a vus dans tous les temps être l'apanage de celles qui ne pouvaient remplacer, par les agréments de l'esprit, les imperfections ou les altérations de la figure. Règne animal, végétal et minéral, tout a été mis à contribution pour ces préparations auxquelles on a faussement attribué la propriété

..... de peindre et d'orner le visage,
Pour réparer des ans l'irréparable outrage.

En effet, l'invention et le choix des cosmétiques n'ont pu avoir pour but de conserver la beauté sans compromettre la santé; mais, au lieu d'atteindre ce but, tout le contraire arrive, puisque, loin de blanchir la peau et de remédier à ses défauts, à ses vices naturels, d'effacer les rides, de guérir sûrement certaines éruptions, la plupart de ces préparations, tant vantées et si en vogue de nos jours, altèrent la peau au lieu de l'embellir, l'irritent, la rendent rugueuse, la brunissent, la rident, et le plus souvent déterminent des accidents bien plus graves, en supprimant la transpiration et en répercutant les éruptions cutanées; car, s'il y a des cosmétiques qui soient absolument insignifiants, il en est d'autres qu'on n'emploie pas sans de graves inconvénients; tels sont, par exemple, ceux qui ont pour base des substances vénéneuses, comme le bismuth, le plomb, le mercure et surtout l'arsenic. Il arrive bien parfois, à la vérité, que ces compositions font disparaître les éruptions cutanées, mais ce n'est jamais qu'en répercutant l'humeur qui les a produites et en déterminant des métastases plus ou moins funestes.

Les ouvrages des auteurs de chirurgie du siècle dernier fourmillent d'observations relatives à l'apparition d'éruptions cutanées de toute espèce, telles que des érysipèles, des dartres pustuleuses, ulcérées et rongeantes, des boutons chancreux, ainsi que des affections cancéreuses du nez, des yeux, des joues et des autres parties du corps, reconnaissant pour cause l'emploi du fard métallique, de la céruse et de divers autres ingrédients destinés à faire disparaître les taches de rousseur, les boutons, les dartres, etc. Les effets de quelques-uns de ces cosmétiques ne sont pas constamment aussi délétères, mais ils produisent le plus ordinairement de douloureuses et longues ophthalmies, l'inflammation et successivement l'ulcération des paupières, la décoloration et la noirceur de la peau, la carie des dents et la puanteur de la bouche, de toutes les incommodités la plus insupportable, puisqu'elle exile de la société les infortunées qui en sont atteintes. . . . .

Mais comme rien ne flatte davantage la vanité de beaucoup de personnes, qui ont la prétention de plaire, n'importe à quel âge, par les qualités extérieures, que l'art qui leur promet de conserver leurs agréments même jusque dans la vieillesse, on s'est appliqué à rechercher de tout temps, et dans tous les règnes de la nature, ce qui pouvait fournir à la toilette de nouvelles préparations, dont les unes sont sans effet, et parmi les autres plusieurs sont plus ou moins nuisibles. . . . .

Parmi cette foule de cosmétiques que de tout temps on s'est efforcé de multiplier, il en est cependant dont l'usage ne peut être dangereux et qu'on peut employer sans inconvénient : ce sont ceux-là que j'indique dans cet article.

Lorsque les altérations de la peau, auxquelles on veut remédier, proviennent de l'action simultanée de l'air et de la lumière, qui lui ont fait perdre sa souplesse et son brillant, on peut y remédier en employant l'eau pure provenant d'une fontaine limpide, qui est le meilleur et le plus parfait des cosmétiques, et qui suffit presque toujours pour nettoyer la peau, enlever les excrétions habituelles de l'épiderme, entretenir les chairs dans leur fermeté et leur fraîcheur naturelles, et maintenir la durée du coloris, l'un des plus beaux ornements du tempérament sanguin.

Mais, lorsque une vie désordonnée, par suite de circonstances particulières, telles que veilles prolongées, abus des plaisirs, mauvaises digestions, mauvais air, affections morales, excès de travail, épuisement, etc., a desséché la peau, l'a rendue rugueuse, aride et échauffée, enfin désagréable au toucher, a altéré le teint, il faut alors avoir recours à des moyens plus efficaces, qui, tout en rendant à la peau son éclat et sa souplesse, ne l'altèrent point, ne puissent pas être absorbés, et n'aillent pas jeter la perturbation dans l'économie animale en attaquant des organes plus importants.

Ces moyens sont d'abord des lotions douces, des embrocations onctueuses, telles que les eaux distillées de roses, de plantain, de frai de grenouille, de fèves, de fraises; les pommades de concombre, d'amande, de cacao, de baume de la Mecque.

COSMÉTIQUES PROPRES A EMBELLIR LA PEAU.

Les lotions aqueuses avec le savon blanc ordinaire, celui fait avec la racine de guimauve mise en poudre, les fécules, le miel, le beurre frais, la crême, le lait, les pâtes d'amande, les baumes, les substances émulsives, le beurre de cacao, le blanc de baleine.

RECETTES.

Émulsion au baume de la Mecque.

Prenez Baume de la Mecque, 10 gouttes.
Sucre en poudre, 4 grammes (1 gros).

Triturez et broyez bien ensemble; ajoutez ensuite un jaune d'œuf frais, mêlez bien exactement en versant dessus et peu à peu 180 grammes (6 onces) d'eau de roses distillée ; passez cette émulsion balsamique à travers un blanchet (étoffe de laine). Le soir en vous couchant, frottez le visage et les autres parties du corps avec cette composition, laissez sécher sans l'essuyer. Le lendemain en vous levant, lavez la partie avec l'eau pure.

AUTRE.

Émulsion au baume blanc du Pérou.

Pr. Huile d'amandes douces récente, 30 grammes (1 once).

Baume blanc du Pérou, 30 gram. (1 once).
Mêlez bien dans un mortier de verre; versez dessus alcool, 1/2 kilogramme (15 onces); faites digérer dans un vaisseau de verre bien bouché, agitez de temps en temps, jusqu'à ce que vous en ayez extrait une teinture suffisante; séparer la teinture de l'huile et mettez en 30 grammes (1 once) dans 1/4 de kilogramme (8 onces) d'eau distillée de fleurs de fèves; vous aurez un cosmétique laiteux très-agréable; vous vous en servirez comme du précédent.

AUTRE.

Lait virginal.

Pr. Teinture alcoolique de benjoin que vous versez goutte à goutte dans l'eau commune, jusqu'à ce que la liqueur soit parfaitement blanche. On s'en lave le corps.

Son nom lui vient de l'usage qu'on en fait pour conserver la fraîcheur du teint; mais il a l'inconvénient de dessécher la peau et d'y laisser un enduit résineux qui en bouche les pores. On le remplace avantageusement par l'émulsion suivante :

AUTRE.

Émulsion aux fleurs de benjoin.

Pr. Amandes douces, 30 grammes (1 once).
Amandes amères, 8 grammes (2 gros).
Fleurs de benjoin, 60 centigr. (1 scrupule).
Eau de roses, 150 grammes (5 onces).
Faites selon l'art une émulsion.

AUTRE.

Il y a des personnes qui enlèvent le hâle en appliquant sur leur visage, le soir en se couchant, un masque fait avec la fleur de farine et le blanc d'œuf, dont elles font une pâte qui se sèche pendant la nuit et qu'elles enlèvent le lendemain matin avec de l'eau de cerfeuil.

AUTRE.

D'autres délayent dans de la crême fraîche

une certaine quantité de farine de haricots et des quatre semences froides en poudre, dont elles font une pâte qu'elles appliquent de la même manière que la précédente.

Ces deux derniers moyens conviennent également pour effacer les creux et les rougeurs de la petite vérole, étant appliqués immédiatement après la maladie.

POMMADE ROUGE POUR LES LÈVRES.

Pr. Cire vierge, 30 grammes (1 once).
Huile d'olive fine récente, 90 grammes (3 onces).
Racine d'orcanette (l'écorce), 4 grammes (1 gros).
Aromatisez avec l'essence de rose, 1 goutte.
Faites fondre la cire, l'huile et l'écorce de racine ensemble. Mettez-la dans un mortier de marbre; ajoutez l'essence de rose, battez-la bien et mettez dans un pot.

ÉLIXIR POUR LA BOUCHE.

Pr. l'esprit de cochléaria, la teinture de gayac,

ceux dans lesquels entrent la pyrètre, le romarin, la bergamotte, la muscade; on en met quelques gouttes dans un verre d'eau, avec laquelle on se rince la bouche. On doit rejeter toutes les liqueurs acides, parce qu'elles enlèvent l'émail des dents.

VINAIGRE DE ROUGE.

Pr. Quantité suffisante de carmin (fait avec les cochenilles), étendez-le dans du bon vinaigre végétal (celui de vin vaut mieux), à l'aide d'un peu de gomme arabique que vous aurez soin d'ajouter.

BLANC DE FARD.

Pr. Blanc de baleine, 60 grammes (2 onces).
Craie de Briançon, 30 grammes (1 once).
Triturez et mêlez bien.

On peut remplacer la craie de Briançon par le talc de Venise. On conserve cette pâte dans un pot, et on l'étend sur la peau avec un pinceau, lorsqu'on veut s'en servir.

ROUGE DE FARD OU ROUGE VÉGÉTAL.

Pr. Une certaine quantité d'étamines de carthame (safran bâtard); lavez-les parfaitement dans une eau courante; ainsi lavées, elles perdent leur couleur jaune; teignez du coton avec cette fleur bien lavée; ensuite, enlevez au coton la couleur rouge qu'il a prise en le lessivant bien avec du carbonate de soude (alcali minéral); précipitez cette couleur en saturant le carbonate de soude par le moyen d'un acide végétal, tel que celui du citron.

La couleur placée dans une terrine de fayence bien vernissée est recouverte par une quantité suffisante de jus de citron qu'on verse dessus peu à peu; alors la couleur se trouble et prend une belle couleur rouge-cerise; il se dépose au fond du vase une fécule qu'on sépare en décantant la liqueur. On y verse encore de l'eau claire qu'on décante de nouveau.

Si l'on veut s'en servir pour faire le fard, on incorpore cette fécule avec du talc de

Venise en poudre et on passe à un tamis de soie très-fin, jusqu'à ce que l'on ait obtenu la nuance que l'on désire.

On conserve cette pâte dans des petits pots, et on s'en sert en trempant un pinceau dans le pot, avec lequel on étend le rouge sur les joues.

AUTRE MANIÈRE.

On place le carthame dans un petit sac de toile et on le met tremper dans l'eau froide ; on foule le sac à plusieurs reprises, en le pressant entre les mains ; on en fait sortir l'eau qui a la couleur jaune ; on remet le sac dans une nouvelle eau, que l'on change jusqu'à ce qu'elle ne sorte plus du sac que légèrement teinte. Ensuite, on fait comme ci-dessus.

AUTRE.

Pommade à l'eau de roses.

Pr. Huile d'amandes douces récente, pressée seulement, 180 grammes (6 onces).

Cire vierge, 15 grammes (4 gros).

Blanc de baleine, 12 grammes (3 gros).

Faites fondre le tout à un feu léger, retirez le mélange du feu, attendez qu'il soit tiède, et ajoutez eau de roses double, 210 grammes (7 onces); remuez bien le tout, jusqu'à ce que la pommade soit bien blanche; étendez-la sur la peau.

AUTRE.

Pommade au concombre.

Pr. Axonge récente, 240 grammes (8 onces).
Concombre, 1.
Melon bien mûr, 1.
Pommes de reinette, 120 gram. (4 onces).
Lait de vache, 180 grammes (6 onces).

Coupez les fruits par morceaux après avoir enlevé la peau, faites chauffer le tout au bain-marie pendant dix heures, pressez ensuite le mélange, laisser figer. Séparez-en l'eau qu'il contient, lavez-le ensuite plusieurs fois avec de l'eau fraîche, jusqu'à ce que l'eau ne soit plus colorée.

Faites fondre cette pommade encore deux

fois au bain-marie, pour enlever toute son humidité, conservez-la dans des pots et usez en comme ci-dessus.

AUTRE.

Huile d'œuf.

On fait durcir les œufs ; on en sépare ensuite les jaunes ; on les met dans une poêle de fer, on les fait dessécher sur un feu doux, en les remuant sans discontinuer et les écrasant pour les diviser et les émietter. Lorsqu'ils sont bien secs, on augmente un peu la chaleur, en prenant garde de ne point les faire roussir : ils se gonflent prodigieusement et se liquéfient beaucoup. Lorsqu'on les a tenus sur le feu pendant quelques minutes en cet état, on les met promptement dans un sac de toile forte, et on les soumet à la presse entre des plaques de fer chauffées dans de l'eau bouillante. Il sort une huile d'un jaune doré, d'une odeur agréable et d'une saveur très-douce ; c'est ce que l'on nomme huile d'œufs. De 50 jaunes d'œuf on tire ordinairement 5 onces d'huile.

Cette huile est très-adoussissante pour la peau ; elle en fait disparaître les rides, elle en efface les cicatrices ; elle empêche les cavités de la petite vérole de paraître ; elle est excellente pour adoucir et guérir les crevasses des seins, celles des mains, ainsi que les brûlures.

NOTA. Les jaunes d'œuf, immédiatement après qu'ils sont cuits, contiennent beaucoup d'humidité ; cette humidité tient la matière mucilagineuse dans un degré de consistance convenable pour empêcher l'huile de se séparer ; mais à mesure qu'elle se dissipe l'huile sort de ces cellules et on l'obtient facilement. On doit bien prendre garde de rôtir et de brûler les jaunes d'œuf en les desséchant, sans quoi l'huile qu'on tirerait serait rousse et de mauvaise odeur.

Quelques personnes falsifient cette huile en y mêlant de l'huile grasse colorée avec la racine de curcuma.

AUTRE.

Pommade en crême pour le teint.

Pr. Cire blanche, 12 grammes (3 gros).
Blanc de baleine, 15 grammes (1/2 once)

Baume de la Mecque, 2 grammes (1/2 gros).
Amandes amères mondées et mises en pâte impalpable, 5.
Huile d'amandes douces, 60 gr. (2 onces).
Eau de lis, 30 grammes (1 once).
Faites fondre au bain-marie la cire, le blanc de baleine, le baume de la Mecque, dans l'huile d'amandes douces. On coule ce mélange dans un mortier de marbre et on l'agite avec un pilon de bois jusqu'à ce qu'il soit froid et qu'il ne paraisse plus de grumeaux. Ensuite, délayez la pâte d'amandes dans l'eau de lis, passez à travers un linge serré, et ajoutez cette émulsion à la pommade ci-dessus. On l'agite jusqu'à ce que l'émulsion soit bien incorporée. Cette pommade devient extrêmement blanche par l'agitation ; elle est légère et semblable à la crème. Cette préparation est un excellent cosmétique; elle adoucit et nourrit la peau, dissipe les rides causées par la sécheresse, efface les marques de la petite vérole et les taches de rousseur (éphélides).

CHAPITRE XIX.

De la barbe. Pronostic qu'on peut tirer de sa couleur, de son épaisseur et de sa roideur.

Dans les temps les plus reculés, la mode a non-seulement présidé à la manière de se vêtir, à l'art de colorer la peau, mais elle a étendu son domaine sur les moindres parties du corps.

Les poils ont été également l'objet de ses caprices, et à d'autres époques bien antérieures à nous on a laissé prendre à la barbe un développement extraordinaire. Les souverains ont presque toujours donné l'essor à ces extravagances.

Adrien était scrofuleux ; il laissa croître sa barbe pour cacher les cicatrices qu'il avait autour du cou.

Charles IX la mit à la mode pour le même motif. De nos jours, la même manie a repris faveur. Il n'y a pas de jeune garçon qui, regardant ses longues moustaches et sa grande barbe dans son miroir, ne se croie tout au moins un *Bayard* ou un *Duguesclin*.

Chez les Persans, la longue barbe est en grande vogue, et ils mettent surtout beaucoup d'amour-propre à la porter très-noire. Les anciens Romains et les Juifs, du temps des prophètes, la portaient touffue; les uns et les autres avaient une grande vénération pour les vieillards dont la barbe était très-blanche. Le Turc jure par sa barbe; la plus grande insulte qu'on puisse lui faire, c'est de lui en arracher quelques poils, et dans certains cas la loi du prophète déclare infâme tout Musulman condamné à avoir sa barbe rasée.

Plusieurs ordres religieux avaient compris dans leurs règles l'obligation de raser les cheveux et de laisser croître la barbe.

Parmi ces ordres, celui de Saint-François offre une particularité remarquable : c'est qu'à la réforme qu'il subit ces religieux furent divisés, précisément à cause de la barbe, en Capucins et en Récollets ; les premiers seuls ont conservé cet ornement. Il en est résulté que les enfants de Saint-François forment aujourd'hui deux institutions tout à fait distinctes.

Indépendamment de ce qu'a de sale et de malpropre cette mode, qui, dans les pays chauds, facilite différentes générations d'insectes, il est positif que, depuis que la longue barbe est devenue encore à la mode, on observe à l'hôpital Saint-Louis, à Paris, un grand nombre de *mentagres* (dartres pustuleuses et opiniâtres qui affectent particulièrement le menton).

On ne peut aussi se dissimuler que la barbe a plus ou moins d'influence sur le moral des hommes, influence qui varie suivant sa couleur, son épaisseur et sa roideur.

On a remarqué que les personnes qui ont la barbe bleue et épaisse, jointe à un teint frais et ouvert, ont en général un caractère faux, profondément dissimulé et hypocrite. Presque tous les grands criminels en ont une d'une couleur qui tire sur le vert ou sur le roux.

Les hommes d'un caractère inflexible, dur, insociable et misanthrope, ont ordinairement la leur noire et forte.

Les personnes ascétiques et d'un caractère apathique ont presque toujours la barbe rare, de couleur blonde ou blanchâtre.

Les barbes brunes et noires, clair-semées, indiquent des individus excessifs en tout, étant constamment amis ou ennemis, capables de grands crimes ou de grandes vertus ; ils sont méfiants, soupçonneux, ambitieux et d'un commerce incommode.

J'engage le lecteur à ne pas oublier le proverbe suivant :

De barbe rousse et noir cheveux,
Garde-t-en bien, si tu le peux.

Mais ce qui plaît aux uns ne convient pas toujours aux autres; l'histoire cite plusieurs peuples de l'antiquité chez lesquels l'accroissement des poils était interdit, et tout particulièrement aux femmes, auxquelles il était expressément défendu d'en avoir.

C'est probablement le motif pour lequel, au dire du célèbre *Winkelmann* (1), on n'en trouve aucun vestige sur les statues antiques représentant des femmes nues.

C'est ici le cas de rappeler que le port de la barbe était interdit en Sicile sous le règne de *Denis* de Syracuse. Ce tyran, ne voulant pas se livrer à la discrétion de ses sujets qui le détestaient, et dont il avait tout à craindre, ne se faisait jamais raser, et comme à cette époque l'usage de la barbe était interdit, il brûlait lui-même la sienne avec des épilatoires toutes les fois qu'elle apparaissait d'une manière trop visible.

(1) *Histoire de l'art chez les anciens.*

CHAPITRE XX.

Des poils, de la dépilation, des dépilatoires; de ceux dont on peut faire usage sans danger d'absorption.

La dépilation est l'art de faire tomber les poils, et les dépilatoires sont les préparations par le moyen desquelles on obtient la chute des poils. Cette coutume a pris naissance dans l'Orient.

Il paraît que son origine remonte à l'époque du long séjour que les Israélites firent dans le désert, et que, s'y trouvant privés d'eau, ils furent dans l'impossibilité de satisfaire aux fréquentes ablutions exigées par la propreté et prescrites par les lois de Moïse, à raison du ciel brûlant sous lequel ils vivaient, et de l'excessive transpiration qui s'ensuivait.

Presque tous les peuples anciens ont cherché à se débarrasser de cet ornement naturel, et, pour cet effet, ils ont imaginé des compositions qui avaient la propriété de dessécher les bulbes capillaires et de faire tomber les poils superflus. Sous ce rapport, en quelque sorte, la dépilation avait un but utile chez ces peuples, comme elle l'a encore aujourd'hui parmi les Arabes nomades de nos jours; mais les mêmes motifs n'existent pas à l'égard des habitants de l'Europe, qui n'y ont recours, dans le fait, que pour satisfaire un vain caprice. D'ailleurs, parmi les peuples anciens, plusieurs d'entre eux, comme les Arabes, arrachaient ou rasaient simplement le poil, au lieu de le brûler avec des caustiques, comme le pratiquent, de nos jours, les Turcs et les Européens.

Les femmes grecques et les Romaines se servaient de différents caustiques pour les faire tomber, et ces mêmes moyens sont encore mis en usage par nos dames, pour se délivrer de ceux qui se montrent sur la figure, les bras, et les autres parties du corps. Elles emploient, à cet effet, une infinité de moyens plus ou moins nuisibles, parmi lesquels se trouve le fameux dépilatoire connu vulgairement sous le nom de *rusma*, lequel, abondant en molécules arsenicales, n'est pas absorbé impunément.

Cet énergique et dangereux dépilatoire porte encore les noms de *nouret*, *nure*, *nuret*, suivant le peuple qui l'emploie. Il n'empêche pas les poils de croître de nouveau, ce qui oblige de recommencer l'opération au bout d'un certain temps. Les personnes qui s'en servent ont soin de ne l'employer qu'en petite quantité, et de ne le laisser séjourner que pendant quelques minutes; car, indépendamment du dangereux inconvénient de l'absorption arsenicale, il altère encore la peau, attendu qu'en même temps qu'il attaque les poils il attaque aussi son tissu, et que, si on le laisse trop longtemps sur la peau, il peut déterminer une plaie profonde.

Les Juives regardaient comme une grande beauté un front haut et dégarni de cheveux. Pour procurer à leurs enfants ce genre d'attraits, elles avaient l'habitude de serrer fortement le front des jeunes filles avec une bandelette de drap écarlate; il en résultait que le frottement continuel de la laine faisait tomber les cheveux, et, à la longue, les empêchait de croître. Ce moyen, fort simple et non moins efficace, n'entraînait après lui aucun inconvénient.

Or, je le répète, les personnes qui se croient obligées d'avoir recours aux dépilatoires doivent éviter, avec le plus grand soin, l'emploi de ceux qui contiennent, soit de l'arsenic, soit d'autres métaux dangereux, dont l'absorption plus ou moins facile peut produire l'empoisonnement, et c'est précisément ce qui arrive bien plus communément qu'on ne le pense; car souvent l'homme de l'art est appelé auprès d'un malade chez lequel la cause supposée de la maladie ne répond nullement à la gravité des symptômes qui se présentent.

En conséquence, on doit bien se pénétrer que, sous quelque forme et de quelque manière qu'on applique les préparations arsenicales sur la surface du corps, l'arsenic, qui en est la base, peut toujours être absorbé et déterminer l'empoisonnement.

DÉPILATOIRES.

En fait de dépilatoires, le plus sûr, et celui qui ne présente aucune espèce de danger, c'est d'arracher les poils. Si cependant ce moyen paraissait trop sensible à certaines personnes à tempérament délicat et irritable, je leur conseillerais de faire usage des substances et des préparations suivantes, attendu que les ingrédients qui les composent ne peuvent être absorbés par la peau, et que leur application ne peut entraîner aucun accident, tels que le suc de persil, les œufs de fourmis, la solution de gomme de cerisier, le suc de tithymale, la gomme de lierre, l'eau concentrée de persil, le suc d'acacia.

RECETTE.

Prenez Suc de tithymale, 4 grammes (1 gros).
Huile d'olive, 30 grammes (1 once).

Mêlez bien, frottez-en la racine des poils deux fois le jour, matin et soir.

AUTRE.

Pr. Esprit de sel dulcifié (acide hydrochlorique mêlé à l'alcool), trempez-y un morceau de linge et frottez en la partie pileuse; dès que le poil se détache, lavez cette partie avec de l'eau tiède.

AUTRE.

Pr. Chaux vive en poudre, 30 gram. (1 once).
Miel, 60 grammes (2 onces).

Mêlez bien, pour une pommade qu'on étend sur la partie le soir, avant de se coucher.

AUTRE.

Pr. Craie (carbonate de chaux) réduite en poudre impalpable, 20 gram. (5 gros).
Amidon en poudre, 4 grammes (1 gros).
Safran, une pincée.

Mêlez bien le tout ensemble et délayez dans quantité suffisante de lessive caustique jusqu'à la consistance d'une pommade.

LESSIVE CAUSTIQUE.

Pr. Carbonate de soude, 60 gram. (2 onces).
Chaux vive, 30 grammes (1 once).
Eau distillée, 1/2 kilogramme (1 livre).

Faites bouillir pendant 1/2 heure, filtrez et bouchez bien.

NOTA. On étend cette pommade sur du linge, on en enveloppe la partie pileuse. On enlève le linge une heure après, ou plus tôt si la personne ressent de la douleur; ensuite on lave bien la partie avec de l'eau tiède et à plusieurs reprises, afin d'empêcher l'action de la pommade sur la peau.

AUTRE.

Pr. Chaux vive, 120 grammes (4 onces).
Iris en poudre, 45 grammes (1 once 1/2).
Miel, 120 grammes (4 onces).
Pour une pommade. Usage comme ci-dessus.

CHAPITRE XXI.

De l'influence qu'exerce la mode sur les peuples en s'imposant à l'opinion.

Nous avons vu, dans le cours de cet ouvrage, que la mode est assez puissante (quant au physique) pour étouffer les principes de la saine raison, en faisant remplacer ce qui est bien par ce qui est nuisible; maintenant il s'agit d'examiner quelle sorte d'influence elle est susceptible d'exercer sur le moral.

L'opinion, a-t-on dit, est la reine du monde ; aussi la mode ne manque-t-elle jamais de s'imposer à l'opinion, pour donner à ses décisions le caractère de coûtumes généralement reçues. En effet, nous voyons que ce sont les coutumes qui ont régi les mortels dans tous les temps. C'est ce qui est cause qu'il est très-difficile d'obliger les peuples à renoncer aux leurs pour les remplacer par de nouvelles.

A une certaine époque, le gouvernement anglais exigea, par une loi, que les montagnards écossais portassent des culottes. Après beaucoup de résistance, il fallut obéir ; mais que firent-ils? ils mirent sur leur bras chacun une culotte, et, pendant longtemps, ils ne se montrèrent en public qu'avec ce vêtement à la main. On sent bien qu'au lieu de garantir leur corps des intempéries atmosphériques ce vêtement n'était pour eux qu'un véritable embarras.

Dans le siècle où nous vivons, combien le pouvoir de la mode n'est-il pas devenu colossal, et combien n'est-il pas répandu par tout le globe? C'est la mode qui, dans la Nouvelle-Hollande, assujettit les enfants des deux sexes à l'opération du *gno-noong*, consistant dans la perforation de la cloison des fosses nasales et l'introduction d'un morceau d'os ou de roseau dans cette ouverture.

Chez ce même peuple on prive les jeunes garçons d'une des dents incisives. Les femmes sont assujetties à une coutume plus barbare encore : elles se font couper les deux dernières phalanges du petit doigt de la main gauche.

Les dames chinoises, par un raffinement de coquetterie dont la bizarrerie est inconcevable, croiraient être dépourvues de tout agrément si on n'avait comprimé leurs pieds, afin de les rendre plus petits, quoiqu'ils deviennent par là incapables de seconder ou de favoriser la locomotion. Combien parmi nous de petites maîtresses, parvenues à l'âge de raison, imitent en cela les dames chinoises, et qui, pour paraître avoir le pied plus mignon, portent des chaussures très-étroites, bravant les douleurs violentes qu'elles éprouvent nécessairement par suite de cette ridicule et barbare compression?

La mode, qui exerce partout un empire absolu, oblige les mères *caraïbes* de resserrer entre deux planches la tête de leurs enfants à l'époque de leur naissance, pour qu'ils aient le front aplati, ce qui arrondit davantage la figure. D'autres peuples préfèrent la forme carrée à la ronde.

Dans certaines îles de la grande mer du Sud, le crâne des nouveaux-nés reçoit la forme d'un pain de sucre. Les *Hottentotes* regardent le nez plat comme la première de toutes les beautés; aussi emploient-elles toutes sortes de moyens vis-à-vis de leurs enfants pour les rendre plus camards. D'autres peuples en percent la cloison chez les jeunes filles, pour y suspendre des bijoux.

Les *Mogoles* perforent même leur lèvre supérieure pour y mettre des petits lingots d'or ou d'argent.

En 1841, tout Paris a vu, sur les boulevards du Temple, près le Cirque-Olympique, chez un limonadier, une belle et jeune Indienne, venant de l'Amérique du Nord, aux longs cheveux lisses et à peau rouge foncé, occupant la place de dame de comptoir, portant à la lèvre supérieure un anneau d'or plus gros qu'une alliance.

Les *Botocondos* sont des sauvages qui habitent l'intérieur du Brésil; ils sont ainsi désignés à cause d'un morceau de *botoc* qu'ils passent à travers la lèvre inférieure, qu'ils perforent à cet effet.

Combien de douleurs la mode du *tatouage* ne fait-elle pas éprouver aux peuples qui habitent cette immensité d'îles répandues dans l'*Australie* et la *Polynésie* (grand Océan équinoxial), puisqu'on ne saurait y procéder sans recourir à des piqûres multipliées, et qui, opérées à l'aide d'un instrument armé de dents, ensanglantent tout le corps.

Chez une infinité d'autres peuples, les femmes se teignent, tantôt avec l'ocre jaune ou rouge, tantôt avec du charbon ou le suc de certaines plantes. Les *Groenlandaises* ne peignent leur visage qu'en jaune ; mais, comme les dames *françaises* ont perfectionné l'art de peindre le corps ! elles emploient en même temps le blanc, le violet, le bleu, le rose, le rouge, le noir, et savent si bien marier ensemble toutes ces nuances qu'elles imitent parfaitement celle de la plus belle peau.

Je ne dois pas omettre la barbare coutume qui oblige les habitantes du *Malabar* à se précipiter dans le même bûcher qui va réduire en cendres l'époux qu'elles viennent de perdre (1). En Afrique, on contraint les *Caffres* de se couper un des organes de la génération.

Les petites oreilles ne sont pas belles dans tous les pays ; chez les *Chinois*, on les aime grandes, longues et très-pendantes : ce peuple les perce et y suspend des matières fort pesantes. C'est également par ce moyen que les habitants du *Laos* en agrandissent tellement l'ouverture que l'on peut y passer le poing.

Cette pratique barbare est tellement répandue sur toute la surface de la terre qu'on la rencontre chez tous les peu-

(1) Cette barbare coutume a été proscrite par les Anglais depuis qu'ils se sont emparés de l'*Indoustan* ; et il ne se rencontre plus que quelques femmes fanatiques, vieilles, laides et maussades, qui consentent encore à se brûler.

ples, même les plus sauvages, comme chez les nations les plus civilisées. Les *Omagnas* y pratiquent une ouverture si large qu'ils y placent un gros bouquet de fleurs. Les négresses de la *Nouvelle-Guinée* y placent de longues chevilles, et les Françaises, plus variables dans leurs idées, y suspendent une infinité d'ornements dont la lourdeur finit quelquefois par fendre et déchirer les lobules des oreilles de plusieurs d'entre elles.

Les oreilles percées furent pendant longtemps une marque d'esclavage chez les premiers peuples civilisés. Chez les Romains, les esclaves avaient les oreilles percées, afin de les reconnaître parmi les hommes libres. Ils étaient obligés, non-seulement de les conserver ainsi pendant tout le temps qu'ils restaient dans leur état d'esclaves, mais même ils étaient encore contraints de les avoir percées lorsque, changeant de condition, ils passaient à l'état d'affranchis. Dans cette dernière circonstance, c'était pour les distinguer des hommes qui étaient nés libres.

Leurs enfants avaient également leurs oreilles percées, afin de les reconnaître comme n'étant pas nés de parents libres. Les uns et les autres ne pouvaient y suspendre qu'un anneau de fer.

J'ajouterai encore à ce qui précède qu'en 1791 la mode de suspendre des anneaux aux oreilles envahit en France la presque généralité des hommes, quelque gênante même qu'elle fût pour ceux qui se livrent habituellement aux travaux manuels; car j'en ai vu plusieurs dont les oreilles étaient en lambeaux, ayant été déchirées par des branches d'arbres ou par d'autres corps qui s'étaient introduits fortuitement dans l'anneau qui s'y trouvait suspendu.

Au reste, dans quelques contrées de la France, on rencontre encore plusieurs classes d'hommes qui ont conservé cette mode, tels que les marins, les charpentiers, etc.

Nous avons vu que la mode, pour ce qui est de la beauté de la coiffure, des vêtements et de la chaussure, était relative chez les différents peuples ; il en est de même par rapport à la beauté des dents et de leur couleur, d'autant plus que tous les peuples ont toujours considéré cet ornement de la bouche comme un des plus grands agréments de l'ensemble de la figure.

Les *Japonnaises* se croiraient défigurées si elles les avaient blanches; aussi les teignent-elles en noir, et se condamnent-elles à ne pas manger pendant plusieurs jours, afin de donner à leurs dents le temps de se bien imprégner de la liqueur colorante qu'elles y appliquent.

Les *Siamoises* teignent les leurs également en noir au moyen d'un vernis.

Dans le royaume de *Macassar*, les habitantes des *Iles Célèbes* se les peignent en jaune, et quelquefois même en d'autres couleurs. Dans l'Inde, les *bayadères* (ce sont des chanteuses publiques) ont l'habitude de se couvrir les dents d'une plaque d'or lorsqu'elles chantent.

Les *Indiennes* se teignent les dents avec une dissolution de fer et de grenade verte nommée *baguion*. Cette liqueur donne aux dents une couleur noire et un poli qui dissimule l'effet que produit l'usage du bétel, qui rend les dents sales, roussâtres, et qui dessèche les gencives.

Enfin je ne finirais pas s'il fallait rapporter ici toutes les bizarreries de la mode chez les différents peuples. Elle est presque toujours incommode et souvent cruelle.

Les femmes des *Jaggas*, en Afrique, se croiraient fort laides si elles ne s'arrachaient les quatre premières dents incisives, deux à chaque mâchoire.

Les *Péruviennes* et les femmes qui habitent les diverses contrées du continent océanique se font arracher une incisive par coquetterie.

A *Java*, les femmes font limer leurs dents jusqu'à la racine, et les hommes les font tailler en pointe. Ils pratiquent cette opération avec des pierres très-dures qu'on trouve dans le pays.

Diverses peuplades africaines se liment les dents incisives de manière à ce qu'elles se terminent en pointe, tels que les nègres du *Congo*, des *Mandingues*, qui vivent de viande crue.

CHAPITRE XXII.

Du Tabac. Inconvénients qui résultent de son usage. Son action sur le cerveau.

Les modes, comme nous l'avons déjà dit, ont été inventées par le caprice et ne se sont maintenues que par l'opinion. Il n'en est cependant aucune qui soit plus en contradiction avec la propreté et les usages anciens que celle du *tabac*.

Il serait inutile de répéter ici tout ce qui a été dit par des écrivains recommandables, et notamment par *Zimmermann*, sur les mauvais effets de cette substance, à laquelle *François Pirri*, médecin romain, attribue la cause d'une foule d'apoplexies (1).

En opposant seulement cette mode aux modes anciennes, nous nous convaincrons de plus en plus combien les hommes ont, de tout temps, été bizarres dans leurs goûts, puisque, au dire de *Juvénal*, on trouvait chez les Romains des maris assez rigoureux pour demander et obtenir le divorce contre des épouses qui avaient contracté la malheureuse habitude de se moucher dans l'intérieur de leur maison.

Le tabac, cette substance à odeur forte, désagréable, à saveur nauséabonde, que l'on prend en poudre par les narines et en feuilles hachées par la bouche, soit en le fumant, soit en le mâchant, dont l'u-

(1) François Pirri, *Sulle ragioni delle morti improvise*. Roma, 1673, 1 vol. in-8°.

sage peut occasionner des douleurs d'estomac, des nausées, des vomissements, des purgations, l'inflammation du canal alimentaire, le tremblement, des vertiges, la stupeur, la somnolence, le coma, la paralysie, l'apoplexie, les convulsions et la mort, et qui, étant absorbé, peut déterminer l'excitation et l'inflammation des reins et de la vessie.

Ce narcotique âcre et violent, qui surexcite la plupart des organes, qui, par son action sur les membranes muqueuses, détermine des sécrétions surabondantes des narines et de la bouche; qui, étant pris en poudre, s'il est absorbé, et cela arrive quelquefois, en agissant alors sur le cerveau, détermine la stupidité et la folie; qui, fumé ou mâché, en surexcitant les glandes salivaires, fait couleur par la bouche une grande quantité de salive qui manque à l'estomac pour opérer la digestion : d'où suivent l'épuisement, le marasme et la fièvre lente; qui, selon la manière dont on en use, occasionne tout de suite, ou longtemps après, les accidents les plus graves.

Car si, dans le moment où l'on prend cette substance, on ne s'aperçoit pas de ses mauvais effets, ce n'est pas une raison d'en conclure qu'elle n'est pas nuisible, et qu'à la longue elle ne puisse pas produire les accidents que nous venons d'énumérer, et cela sans que pour compensation on puisse citer le moindre bon effet de son usage. Cependant, malgré les graves inconvénients qui peuvent résulter de son emploi, il suffit que cette substance soit à la mode pour que chacun veuille en prendre.

Il est vraiment déplorable de voir presque toute la jeunesse d'aujourd'hui avoir incessamment le cigare à la bouche. Cela est d'autant plus fâcheux que, pendant tout le temps que cette pratique est en action, la plupart des fumeurs doivent s'apercevoir que leur intelligence se trouve suspendue, et que pour se remettre en état de réfléchir ils sont forcés de déposer leurs cigares.

Hélas! serions-nous arrivés à une époque tellement désastreuse que l'homme fût assez malheureux pour se croire obligé de sacrifier la divine faculté de sa pensée au besoin de s'étourdir sur sa situation?

CHAPITRE XXIII.

De l'inconvénient qu'a pour la digestion l'habitude de rejeter l'eau dont on vient de se rincer la bouche après le repas.

Nous venons de signaler la mode du tabac comme une habitude en contradiction avec la propreté, et dont l'usage peut, tôt ou tard, entraîner des conséquences nuisibles. Nous allons parler d'une autre coutume, qui, indépendamment de ce qu'elle a de malpropre en elle-même, est également contraire aux bonnes digestions et à la santé. Il s'agit de la mauvaise habitude de rejeter l'eau tiède avec laquelle on vient de se laver la bouche immédiatement après avoir mangé.

Outre qu'on s'expose non-seulement par là à rejeter les aliments qu'on vient de prendre, puisque l'eau tiède provoque naturellement au vomissement, mais encore, cette même eau, longtemps promenée dans la bouche à la fin du repas, a l'inconvénient de s'emparer d'une quantité notable de salive, que les glandes buccales, venant d'être pressées et irritées pendant tout le temps qu'a duré la mastication, secrètent alors en grande abondance.

Cette salive, ainsi rejetée, n'est plus avalée, ne descend plus dans l'estomac et ne peut pas se mêler à la pâte alimentaire qui se trouve contenue dans cet organe, pour l'imprégner et la préparer à la digestion qu'elle y subit.

Car la première digestion s'opère en quelque sorte dans la bouche, et les aliments qui sont soumis, pendant la mastication, à une bonne insalivation, n'en sont que plus propres à la digestion qui s'opère dans l'estomac. Mais indépendamment des inconvénients qu'entraîne cette perte de salive nécessaire à l'imprégnation des aliments, elle donne encore lieu à la constipation, source de tant de maux, et surtout à ces affections de nerfs si multipliées et si variables, dont les causes sont le plus souvent insaisissables. Au reste, l'habitude de se rincer la bouche immédiatement après le repas, de nuisible qu'elle est, deviendrait utile et salutaire, pourvu qu'on avalât le liquide avec lequel on vient de faire cette opération. Je vais plus loin, je conseille même comme une pratique salutaire de se rincer la bouche, à la condition essentielle que je viens d'énoncer.

Bien plus encore, pour entretenir la

propreté de la bouche, éviter sa mauvaise odeur et conserver les dents, j'engage chacun à s'accoutumer de bonne heure à se gargariser la bouche plusieurs fois dans le jour, surtout le matin en se levant et le soir en se couchant, avec une eau fraîche et limpide, et de ne jamais employer l'eau chaude, qui est si singulièrement nuisible aux dents; et c'est ici que je recommande de rejeter l'eau dont on vient de se servir pour se rincer la bouche, au lieu de l'avaler.

CHAPITRE XXIV.

De la constipation et de ses suites.

Nous venons de voir, dans le chapitre précédent, que la constipation prolongée pouvait être la source d'une infinité de maux ; nous allons, dans celui-ci, signaler les graves inconvénients dont elle peut être la cause.

La constipation est, à proprement parler, la stase des matières stercorales;

c'est l'état d'une personne qui ne peut aller à la selle. La liberté du ventre étant une condition nécessaire à la santé, lorsque cette évacuation devient trop rare, douloureuse, il doit en résulter des accidents plus ou moins dangereux, parce qu'alors elle dispose le corps à beaucoup de maladies; car, toutes les fois que le canal intestinal éprouve de la gêne dans ses fonctions, l'estomac, qui est l'organe principal de la digestion, en est le premier affecté; les aliments ne sont plus digérés qu'imparfaitement, et même quelquefois ils ne le sont plus du tout; alors il y a reflux des humeurs vers la tête et la poitrine, la circulation en est entravée, et le cerveau ainsi que le poumon, ces deux organes si essentiels à la vie, se trouvent embarrassés dans leurs fonctions.

Les personnes d'un tempérament chaud et sec, dont la fibre est roide, y sont bien plus sujettes que les autres personnes à tempérament lymphatique, pituiteux et sanguin; or, la constipation est le propre des tempéraments bilieux, atrabilaires et nerveux. Aussi la constriction spasmodique des intestins, qui accompagne la colique nerveuse, les accès d'histéricie, de mélancolie, d'hypocondrie, sont presque toujours accompagnés de la constipation opiniâtre chez les individus qui sont affectés de ces maladies.

La constipation est souvent occasionnée par une trop petite quantité de boisson, par une vie sédentaire, par l'usage d'aliments secs et visqueux, par une trop grande déperdition de salive; elle provient également d'une trop petite quantité de bile, de suc pancréatique, et des mucosités qui doivent parcourir le canal alimentaire pour lubréfier ses parois et diminuer la dessiccation des matières stercorales, en les imprégnant.

La difficulté extrême d'aller à la selle occasionne d'abord des flatuosités incommodes, des borborygmes, des coliques vagues, qui tantôt boursouflent le ventre distendu par des vents, et tantôt le retirent vers l'ombilic; une chaleur désagréable, un sentiment de plénitude et de distension répandu dans tout le corps, l'agitation, l'insomnie.

Si elle persiste un certain temps, elle entraîne alors des accidents bien plus graves, tels que des douleurs de tête violentes, continues ou périodiques, des vertiges, des anxiétés, de l'inappétence, du dégoût, une tension et une dureté plus ou moins considérables du ventre, des hémorrhoïdes, l'entérite (*inflammation des intestins*) et l'ileus (*miserere*), qui est cette constipation opiniâtre accompagnée de vomisssement de tout ce qui est contenu dans l'estomac et même dans les boyaux.

Les efforts violents que l'on fait pour

aller à la selle peuvent en outre déterminer une hémoptysie (crachement de sang) chez les jeunes gens, l'apoplexie chez les vieillards, et des hernies à tout âge.

La constipation prédispose encore à la concentration des idées, aux pensées sombres, noires; aussi les personnes habituellement constipées sont peu abordables à certaine époque de la journée, surtout lorsqu'elles n'ont pas poussé leur selle. En général, les grands coupables, les conspirateurs, ceux que l'envie ronge, sont très-sujets à cette indisposition, et plus les forfaits qu'ils méditent sont noirs, et plus la constipation les tourmente, tout en les excitant à l'exécution de leurs crimes. Elle prédispose à l'amaigrissement, elle rend la peau sèche, aride, rugueuse, terne et brune; car, comme on dit, *il n'y a rien de plus beau que la graisse sous la peau*, vu que la graisse blanchit la peau, tandis que la maigreur la brunit, la ride, la resserre, la raccornit et la flétrit.

CHAPITRE XXV.

Considérations sur les usages et les costumes anciens et modernes.

Il serait à coup sûr fort aisé, en établissant un parallèle entre les anciens et les modernes, de prouver que les degrés du cercle parcouru par la mode sont marqués par des différences si tranchées qu'on aurait de la peine à y reconnaître les nuances des usages d'une même espèce d'individus.

Croirait-on, en effet, que les amples draperies dont s'habillaient les sujets des empereurs romains fussent destinées à couvrir des individus qui se paraient, il y a quarante ans, d'habits si étroits, si évasés dans leur coupe, si bizarrement brocardés de tant d'ornements inutiles?

Croirait-on même que la cornette à haute pointe et à larges ailes des dames du siècle de François Ier eût la même destination que les petits bonnets des Fribourgeoises et les chapeaux des élégantes parisiennes? Non, sans doute; et le sauvage ou l'habitant des déserts de l'Arabie auquel on ferait passer en revue les diverses inventions de la mode, depuis l'établissement de la monarchie dans les Gaules jusqu'au commencement du XIXe siècle, ne pourrait concevoir l'objet et le but d'accoutrements qui ont si peu de rapports entre eux.

Il est donc évident que la mode a apporté, dans tous les temps, tant de diversités dans les costumes, dans la forme et la manière de se vêtir, ainsi que dans les usages des peuples, qu'on l'a vue varier constamment, changer même, en quelque manière, soudainement, en passant toujours d'un extrême à l'autre; car si l'on vient à ne considérer le Français que par rapport à son costume, il arrivera bien souvent qu'on ne pourra se douter que c'est là le même homme de la veille. Eh! ne voit-on pas subsister, même encore aujourd'hui, ces sortes de contrastes, qui sont d'autant plus frappants qu'on les retrouve sur notre sol à des distances très-rapprochées?

Enfin, si nous mettons l'agile montagnard basque face à face du paysan breton des côtes de l'Océan, nous verrons qu'ils diffèrent essentiellement entre eux, surtout par leurs costumes. En effet, le *Basque*, avec sa petite coiffure étroite et serrée (*berret*), sa veste écourtée, comme collée à ses bras, de couleur brune, sa culotte courte et collante, ses guêtres de peau, ses petits souliers de corde (*espartas*) et ses larges boutons dorés, offre la plus grande disparate avec le Breton, par son grand chapeau à têtière déprimée et à larges ailes en forme de parapluie, sa veste ample et longue de couleur bleue, sa culotte d'une ampleur et d'une largeur démesurées, ses grandes guêtres de drap écarlate, ses petits boutons argentés et ses gros sabots.

Si de cet habillement, qui est propre au paysan breton, nous passons à ses usages, nous trouverons encore des contrastes bien plus marquants, puisque, en France, c'est le seul peuple qui ait conservé le costume et les usages des temps primitifs.

On s'en convaincra aisément en jetant un coup d'œil sur la manière dont se pratique l'une des plus augustes cérémonies qui soient en vénération chez tous les peuples. Je veux parler du mariage.

Cette cérémonie est solennisé avec tant de pompe, d'éclat et de durée, chez le paysan breton, et présente une différence si tranchante avec la manière silencieuse, cachée et sournoise avec laquelle on la pratique aujourd'hui dans le restant de la France, que je ne saurais mieux faire qu'en la mettant sous les yeux du lecteur.

Le cortége nuptial est toujours très-nombreux et s'élève quelquefois au nombre de huit cents personnes. Précédé par des joueurs de *bigniou* et de *bombarde* (1) bariolés de rubans, ainsi que leurs instruments, c'est au son des fanfares qu'il conduit les futurs époux à l'église. Quelquefois on entonne le *Te Deum* à leur entrée.

Après la messe et la bénédiction nup-

(1) Le *bigniou* ressemble à la musette, et la *bombarde* à un hautbois fort court; quelquefois on y fait usage du tambour.

tiale, on retourne chez les parents ; mais, avant de commencer les réjouissances, on passe dans l'aire à battre le blé pour y entendre la harangue qu'un des plus anciens adresse aux nouveaux époux ; il est de règle que pendant toute la durée de la harangue les époux et leurs pères et mères pleurent à chaudes larmes. A peine est-elle achevée que la danse commence ; au signal des *sonneurs*, chacun prend une danseuse ; la foule forme une longue file par deux, en forme circulaire, et chaque couple, conduit par le premier rang qui le guide, le suit d'un pas cadencé ; c'est là qu'apparaissent les grandes vestes bleues, aux petits boutons argentés, et les grandes guêtres écarlates, au milieu des jupes noires et des coiffes à fond doré et argenté. Au bout d'une heure, le cortége se rend au lieu du festin, c'est-à-dire envahit chambres, cours, hangars, appentis, etc., les riches et les mendiants pêle-mêle, suivant les lois de l'hospitalité, qui n'excluent personne de prendre siége au banquet. La cuisine est établie dans un immense fossé creusé autour de l'aire à battre ; des fagots entassés y brûlent et enveloppent de leurs flammes les vastes chaudières où huit ou dix bœufs, une trentaine de porcs, etc., cuisent découpés en quartiers. C'est un honneur qui appartient au parent le plus notable de la mariée d'être chef d'office ; il pêche avec une fourche les morceaux à servir, remplit les bassins, attise le feu, et ne prend d'autre part à la fête que les félicitations qu'il reçoit et les rasades qu'il se verse. Il n'y a au festin qu'une tasse pour suffire à toutes les soifs ; elle passe de main en main sans s'arrêter, et toujours d'un homme à une femme et d'une femme à un homme. A l'arrivée des plats, chacun dépèce les viandes à sa guise, au son non interrompu des *bignioux* et des *bombardes*

Au milieu de ce bruyant vacarme, les époux, étrangers l'un à l'autre, imitent le robuste appétit des assistants, sans se montrer la moindre inclination, la moindre affection : ils se marient parce que leurs pères se sont mariés; danser, dîner et boire, voilà pour eux les plaisirs de la noce. Le repas fini, on va danser; une heure après, on revient manger. On retourne ensuite danser, et ainsi de suite jusqu'à la nuit. La joie que l'eau-de-vie commence alors à répandre dans la noce pouvant donner lieu à des inconvénients, les plus raisonnables invitent la multitude chancelante à prendre du repos; en conséquence, celle-ci va bivouaquer dans tous les coins de la maitairie où elle peut se placer, afin de pouvoir, dès la pointe du jour, recommencer la fête, jusqu'à l'entier épuisement des provisions. Quant à celles-ci, elles ne sont pas onéreuses, comme on le croirait, aux familles des époux, puisque chacun des invités concourt, suivant ses moyens, à les fournir. Les nouveaux mariés sont en même temps conduits en pompe à la chambre nuptiale; ils s'y reposent tout habillés, tandis que le garçon et la fille d'honneur veillent d'un œil sévère pour les ramener toujours purs aux réjouissances du lendemain. La noce dure quelquefois pendant huit jours, et il est d'usage que les convives ne se retirent que lorsque toutes les provisions sont achevées, et ce n'est que quand la noce est terminée qu'il est permis aux nouveaux mariés de se témoigner de l'affection.

Après avoir décrit la cérémonie du mariage, je vais dire un mot des luttes qui terminent la célébration de certaines fêtes patronales appelées *pardon* (1); les Bretons tiennent beaucoup à assister

(1) On appelle en Bretagne *pardon* les fêtes patronales de chaque lieu.

à ces luttes et s'y portent naturellement en foule.

Un crieur annonce ces luttes en forme parabolique. Au jour indiqué, la foule arrive en tumulte au son des *bignoux* et des *bombardes*, au bruit des danses et des chants des buveurs. Des vieillards, lutteurs émérites, choisissent entre eux les juges du combat : ceux-ci commettent quatre huissiers, dont trois armés de fouets et le quatrième d'une poêle à frire pour le maintien de l'ordre. Les huissiers font évacuer l'arène pour avoir une place suffisante pour le combat. L'huissier à la poêle se sert de cet instrument, qu'il porte majestueusement, pour en frotter avec impartialité tous genoux mal alignés. Tout étant ainsi disposé, les prétendants entrent dans l'arène, vêtus d'un pantalon et d'une chemise qui leur serrent le corps de manière à n'y laisser aucune prise ; ils se mesurent fièrement et se lancent des regards sauvages. Les juges font placer dans l'enceinte l'arbre pyramidal où sont les gages du combat. Un des lutteurs prend un de ces prix (mouton ou génisse) dont il s'empare, et fait trois fois le tour de l'arène, cherchant un antagoniste; si personne ne s'avance vers lui, le prix lui appartient. Dans le cas contraire, l'acceptant du combat lui frappe trois fois dans la main et fait trois signes de croix; puis il l'interpelle ainsi : « N'emploies-tu ni sortilége ni magie? — Je n'emploie, répond l'adversaire, ni sortilége ni magie. — Es-tu sans haine contre moi? — Je suis sans haine contre toi. — Allons alors. — Allons. »

Tous deux se déchaussent, se frottent les mains avec de la poussière pour les rendre plus âpres et moins glissantes. Ils se saisissent avec lenteur, se plient ensuite sur leurs reins, poussent un léger cri, et la lutte commence. Cette lutte, où l'adresse est opposée à l'adresse, la force à la force et la ruse à la ruse, est ordinairement longue et parfois dangereuse, et ne finit que lorsqu'un des contendants est terrassé.

Suivant les traditions, certaines herbes magiques, qu'il faut cueillir le premier samedi du mois, à minuit, dans certains carrefours célèbres, rendent invincibles ceux qui en sont munis; mais c'est au risque de la perdition de leur âme, car ce talisman est toujours un présent du démon.

Le paysan breton est, il est vrai, superstitieux et très-attaché à la cabane qui l'a vu naître; mais il est, en général hospitalier, intelligent et fin. Il a une raison solide, une imagination ardente. Les impressions mystiques et religieuses qui lui ont été léguées par ses ancêtres sont profondes dans son âme, mais entremêlées de superstitions druidiques qui se sont rattachées au culte chrétien. Il déplore sa situation quand il est forcé de quitter ses foyers ; mais, au bout de peu de temps, il est au nombre des plus braves et des plus intrépides soldats, soit sur terre, soit sur mer.

Le Breton, surtout l'habitant de la campagne, est franc, reconnaissant et serviable ; peu ambitieux, il n'envie pas les avantages attachés aux positions sociales plus favorisées que la sienne ; la bonté et l'affabilité peuvent tout sur lui ; mais l'insulte et le mépris le révoltent et l'irritent tellement qu'alors, quel que soit celui qui l'a offensé, il ne voit plus en lui qu'un méchant, que, dans sa colère, il assommerait si la religion ne le retenait. On ne peut s'imaginer jusqu'à quel point il apprécie la dignité de sa qualité d'homme. Sous ce rapport, il en est de même de tous les peuples que la cupidité, le vice et l'égoïsme n'ont pas entièrement flétris.

CHAPITRE XXVI.

Conclusion.

Il résulte de ce que nous avons dit jusqu'ici que les formes imprimées par la mode aux diverses pièces de l'habillement, chez les modernes, loin de relever la beauté et les grâces, ont nui et nuisent journellement à la santé ; qu'elles dégradent la constitution, altèrent l'organisation, et détruisent la belle harmonie du corps humain, en en effaçant les proportions; et qu'enfin elles font naître des maladies inconnues chez les peuples civilisés dont les mœurs simples avaient d'abord conservé leur caractère primitif.

Je crois donc avoir complétement démontré que la mode n'a jamais rien créé d'utile par elle-même, et qu'au lieu d'avoir relevé et ajouté à la beauté elle lui a constamment fait perdre la plupart des avantages qu'elle tenait de la nature.

Ah! heureux si je pouvais persuader à l'un et à l'autre sexes combien ils gagneraient à ne faire usage que d'habillements simples, amples, débarrassés tout à fait d'une foule de ligatures dont ils sont surchargés, et surtout si je pouvais les convaincre tous deux que dans la pratique de l'hygiène en général, et des exercices gymnastiques en particulier, se trouvent renfermés les seuls moyens qui puissent leur assurer la santé du corps et la quiétude de l'âme. Plus heureux encore si je pouvais faire entendre à nos dames que les modes auxquelles elles ont si souvent la faiblesse de s'assujettir n'ont été inventées que par la laideur, et pour cacher des difformités qui ne sont parmi elles que l'apanage d'un bien petit nombre.

En entamant une matière pareille, l'esprit de satire, dont quelques malintentionnés pourraient vouloir me soupçonner, a été bien loin de mon cœur et de mes intentions, et si j'ai eu la franchise de dire quelques vérités de nature à causer une légère émotion à des personnes un peu trop susceptibles, et à un sexe que j'honore et pour lequel je suis pénétré des plus tendres sentiments, quand il sait se faire estimer, je le prie de croire que je n'ai eu d'autre but ici que de lui être utile et de lui prouver le vif intérêt qu'il m'inspire.

Le cercle étroit que je me suis prescrit en traitant ce sujet ne m'a pas permis d'indiquer tout ce qu'il pouvait présenter de nuisible. J'engage donc le beau sexe à se tenir d'autant plus en garde contre les graves dangers qu'entraîne la mode que les immenses avantages dont la nature l'a pourvu sont bien suffisants, et, disons mieux, les seuls qui le fassent estimer et véritablement aimer du nôtre ; et c'est parce qu'il est le plus faible que j'ai cru devoir lui consacrer, d'une manière plus particulière, le fruit de mes observations. Si, néanmoins, il se croyait offensé, je prendrais la liberté de lui faire agréer ma justification, en lui répétant les vers connus de l'un de nos plus aimables chansonniers :

Pardon si de votre parure,
Belles, nous critiquons l'excès ;
L'art de plaire ne fut jamais
De s'éloigner de la nature :

Tel qu'il est, le sexe est si bien
Qu'en charmes réels il abonde,
A vos attraits n'ajoutez rien,
Et vous plairez à tout le monde.

FIN.

TABLE

DES MATIÈRES CONTENUES DANS CE VOLUME.

14

CHAPITRE IV.

CHAPITRE V.

CHAPITRE VI.

CHAPITRE VII.

CHAPITRE VIII.

CHAPITRE IX.

CHAPITRE X.

CHAPITRE XI.

CHAPITRE XII.

CHAPITRE XIII.

CHAPITRE XIV.

CHAPITRE XV.

CHAPITRE XVI.

TABLE PARTICULIÈRE

DES RECETTES ET SUBSTANCES CONTENUES DANS QUELQUES CHAPITRES DE CE VOLUME.

Comme elles sont toutes renfermées dans cinq chapitres seulement, en les désignant, nous indiquons le chapitre auquel elles appartiennent, sans les classer par ordre alphabétique.

CHAPITRE IX (page 69).

Moyens pour faire croître les cheveux, qu'on peut employer sans danger.

SUBSTANCES.

Lavande.
Thym.
Romarin.
Arnica.
Angélique.
Sabine.
Canne aromatique.
Marrube blanc.
Baies de genièvre.
Brou de noix.

Bistorte.
Tormentille.
Huile d'olive.
— d'amande douce.
— de noix.
— de noisette.
— de lis.
Graisse de cochon.
— de blaireau.
— de marmotte.
— de loir.
— d'ours.
— d'oie.
— de héron.
Moelle de bœuf.
Muscade.
Girofle.
Cannelle.
Iris de Florence.
Cloportes.
Ethiops martial.

RECETTES.

Aux feuilles de noyer.
Aux feuilles de buis.
A la racine de canne aromatique.
A l'éthiops martial.
Aux mouches à miel.
A l'euphorbe.

Au girofle.
Aux cloportes.
Au brou de noix.
Aux baies de genièvre.
A l'écorce de quina.
A la sabine.
Au marrube blanc.
A l'arnica.
A l'angélique.
A la bistorte.
A la lavande.

CHAPITRE XI (page 109).

Moyens préservatifs et moyens curatifs de quelques maladies des yeux.

SUBSTANCES.

Fleurs de sureau.
Acétate de plomb.
Mauve.
Pariétaire.
Sel d'epsom.
Sangsues.
Groseille.
Sulfate de cuivre.
Lait.
Chiendent.
Orge.
Riz.

Miel,
Crême de tartre.
Sel de glauber.
Graine de lin.

RECETTES.

Collyres astringents.
— excitants.
— résolutifs.

CHAPITRE XII (page 125).

Substances et préparations pour colorer les cheveux, qu'on peut employer sans danger.

SUBSTANCES.

Vin blanc.
Indigo.
Feuilles de viorne.
Noir d'ivoire.
Ecorce de noyer.
— de grenade.
— de sumac.
Fèves.
Cyprès (cônes).
Grappes de lierre.
Noix de galle.

RECETTES.

A la noix de galle.
A la feuille de viorne.

A l'écorce de grenade.
Aux cônes de cyprès.

CHAPITRE XVIII (page 161).

Cosmétiques, ou substances et préparations pour embellir la peau, qu'on peut employer sans inconvénients.

SUBSTANCES.

Savon blanc.
— de guimauve.
Les fécules.
Le miel.
Le beurre frais.
Le lait.
La crême.
Les pâtes d'amandes.
Les baumes.
Les substances émulsives.
Le beurre de cacao.
Le blanc de baleine.
Le jaune d'œuf.

RECETTES.

Emulsion au baume de la Mecque.
— au baume blanc du Pérou.
Lait virginal.
Emulsion aux fleurs de benjoin.
Pommade rouge pour les lèvres.
Élixir pour la bouche.
Vinaigre de rouge.

CHAPITRE XX (page 185).

Dépilatoires, ou substances et préparations pour la chute des poils, qu'on peut employer sans danger.

SUBSTANCES.

RECETTES.

FIN DE LA TABLE.

Paris. — Impr. d'A. René et Cie, r. de Seine, 32.

www.ingramcontent.com/pod-product-compliance
Ingram Content Group UK Ltd.
Pitfield, Milton Keynes, MK11 3LW, UK
UKHW012207240726
13966UKWH00002B/615

9 782013 559072